DE L'ACTINOMYCOSE

CERVICO-FACIALE

NOUVELLES OBSERVATIONS

D'ACTINOMYCOSE EN FRANCE

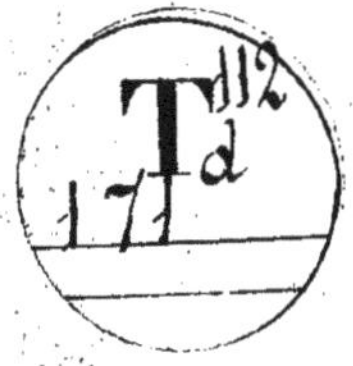

ÉDITEURS

A. STORCK   G. MASSON
LYON,   PARIS

1895

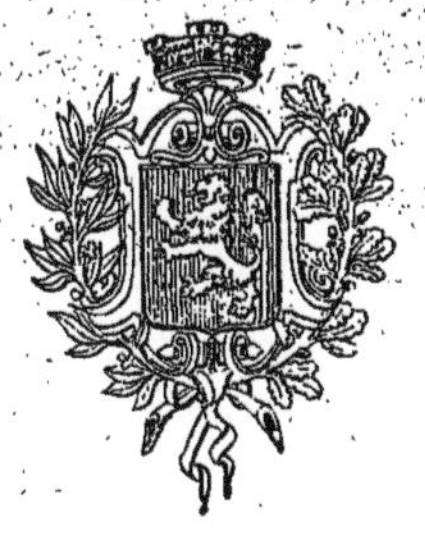

Dr Victor BESSE

DE L'ACTINOMYCOSE
CERVICO-FACIALE

NOUVELLES OBSERVATIONS
D'ACTINOMYCOSE EN FRANCE

ÉDITEURS

A. STORCK | G. MASSON
LYON | PARIS

1895

INTRODUCTION

Maladie parasitaire commune à l'homme et aux animaux, l'actinomycose, est en moins d'un demi-siècle, complètement sortie de l'obscurité, grâce à l'immense mouvement de recherches qu'elle a provoqué de la part des pathologistes, des cliniciens, des bactériologues et des thérapeutes.

On connaît aujourd'hui le parasite rayonné qui la crée, être relativement élevé dans la classification botanique, macrobe, vu ses dimensions, plutôt que bactérie. On a pu, non seulement le cultiver, mais encore, en l'inoculant, reproduire la maladie qu'il donne ; on sait où il vit le plus habituellement, comment il entre dans l'organisme et comment il s'y propage, quelles lésions il y crée ; on est enfin arrivé à s'armer contre lui, thérapeutiquement, par l'emploi d'un agent spécifique, l'iodure de potassium.

L'actinomycose pouvant s'attaquer, chez l'homme, à tous les organes, on en a décrit plusieurs formes (cervico-faciale, thoracique, abdominale, cutanée, etc.).

Nous avons préféré limiter notre sujet à la forme cervico-faciale de l'actinomycose. L'étude de toutes ses formes cliniques eût été trop vaste, hors de proportion

V. Besse.

avec les dimensions qui nous sont imposées par la nature même de ce travail. Nous n'essayerons même pas d'en donner un tableau succinct, forcément incomplet, estimant que chacune d'elles mérite plus qu'un résumé sommaire.

Pour l'historique de la question, pour la morphologie du parasite, pour la façon de le rechercher et de le cultiver, nous renvoyons le lecteur aux traités didactiques.

Ce travail sera divisé en trois parties : dans un premier chapitre nous étudierons l'actinomycose cervico-faciale ; dans le deuxième nous en donnerons des observations d'origine française; nous dirons enfin un mot, dans le dernier, de l'actinomycose en France.

Avant d'entreprendre notre tâche, nous tenons à témoigner ici un public hommage de reconnaissance à M. le professeur Poncet. C'est à sa clinique de l'Hôtel-Dieu que nous avons eu la bonne fortune d'étudier la plupart des cas d'actinomycose qu'il a reconnus et observés; c'est là que nous avons appris, dans ses leçons ou dans ses causeries au lit du malade, le peu de science chirurgicale que nous possédons à cette heure. Nous ayant donné la première idée de ce travail, il a consenti à le guider et nous a fait l'honneur d'en accepter la présidence. Nous n'oublierons jamais ses titres à notre gratitude et sa bienveillance à notre égard.

Nous profitons également de l'occasion qui nous est offerte pour exprimer notre vive reconnaissance à nos maîtres des Hôpitaux et de la Faculté, à nos chefs de l'Ecole du service de santé militaire, à tous ceux en un mot qui, de près ou de loin, ont contribué à nous instruire ou nous ont porté quelque intérêt.

M. le professeur agrégé Jaboulay a bien voulu nous céder l'observation d'un de ses malades; nous l'en remercions ici.

Enfin, que ceux de nos camarades de promotion et d'Ecole qui nous ont accordé soit leur amitié, soit leur sympathie, reçoivent l'assurance de la réciprocité de nos sentiments à leur égard.

CHAPITRE PREMIER

De l'actinomycose cervico-faciale

C'est la forme clinique la plus fréquente de l'actinomycose ; les diverses statistiques publiées à cet égard le prouvent surabondamment.

Illich, de Vienne, a réuni 421 cas d'actinomycose ; ils se décomposent ainsi, suivant les organes affectés : tête et cou 234 (55 pour 100), abdomen 89, poumon 58, peau 11, localisation primitive inconnue 29. Sokolow, sur 61 cas publiés en Russie, trouve : tête et cou 33, poumon 18, intestin 7, inconnus 2, non analysé 1. En Suisse, sur 22 cas (Guder 1891) : face et cou 11, abdomen 6, poumon 3.

En réunissant toutes les observations publiées en France jusqu'à ce jour, nous trouvons les chiffres suivants : face et cou 35, thorax et poumon 2, membres 1.

Si c'est la forme cervico-faciale de l'actinomycose que l'on rencontre le plus ordinairement, c'est elle aussi que l'on a connue tout d'abord. Cela s'explique aisément : on voit et on touche la lésion et les suppurations y sont plus précoces que dans les formes pulmonaire ou abdominale.

Sous cette rubrique d'actinomycose cervico-faciale, nous comprenons également les lésions actinomycosiques de la cavité buccale et celles de la langue, bien que ces dernières en particulier soient, chez l'homme, assez rares. La dénomination de forme cervico-bucco-faciale serait donc plus complète.

Nous étudierons successivement la porte d'entrée du parasite et ses divers modes de propagation, les lésions qu'il crée à la face et au cou et leurs lieux d'élection, les symptômes par lesquels elles se manifestent, leur diagnostic, leur pronostic et leur traitement.

§ I. — Portes d'entrée du parasite
Modes de propagation

La porte d'entrée la plus habituelle est la bouche. C'est quelquefois une dent cariée qui est l'origine de l'infection, l'actinomyces pénétrant à travers le canal radiculaire jusqu'à l'os maxillaire et se répandant ensuite dans le voisinage où il manifeste sa présence sous forme de fistule ou de placard induré. A l'appui de ce mode de pénétration, on cite la coïncidence fréquente de carie dentaire et d'actinomycose cervico-faciale, la relation de voisinage ou même de continuité du placard sous-cutané avec l'une ou l'autre arcade dentaire, enfin des cas typiques, comme ceux d'Israël et de Murphy et celui de

Dubreuilh où le malade qui exerçait sur sa dent des efforts de succion, pour calmer la douleur, en fit sortir, une fois, un grain jaune caractéristique. D'autres auteurs, et avec juste raison peut-être, invoquant les dimensions excessivement ténues du canal radiculaire des dents et l'impossibilité pour le parasite de le traverser, nient ce mode de pénétration, d'autant plus que le maxillaire est trop souvent indemne, primitivement du moins, pour qu'on puisse penser à une infection alvéolaire première qui aurait dû laisser plus de traces.

D'ailleurs l'actinomycose est fréquente à la face ou au cou avec des dents absolument saines ; et, l'on est bien obligé, dans ces cas, de chercher une autre porte d'entrée. Cette dernière peut être une érosion de la muqueuse buccale au niveau de la langue ou plus souvent des gencives. Le malade de MM. Guermonprez et Augier, par exemple, s'étant blessé aux gencives avec une paille de blé, vit survenir, huit jours après, au même point, une tuméfaction dure et indolore du volume d'une aveline. L'absence de lésions périostiques, constatée souvent (Rochet, Thiriar), vient confirmer cette manière de voir.

En d'autres circonstances, on a vu la lésion évoluer directement sur une plaie cutanée par où s'était faite l'invasion (Partsch, Bertha). Enfin dans quelques cas très rares, l'origine des fistules partant du pharynx (Nasse) ou du larynx, a permis d'y choisir le point de départ de l'affection.

En somme, on voit que la porte d'entrée est variable et que, tantôt l'alvéole ou la dent cariée, tantôt une effraction cutanée ou muqueuse, peuvent livrer passage au parasite.

Le parasite introduit dans l'économie, comment s'y propage-t-il? Ce n'est certainement pas par voie lymphatique; elle est absolmment fermée à l'actinomyces, vu les dimensions relativément grandes de ce dernier. En effet, jamais on n'a trouvé trace de lymphangite, et l'absence d'adénite est un symptôme des plus précieux des lésions actinomycosiques. Si quelques ganglions sont engorgés parfois, on n'y rencontre que des staphylocoques ou des champignons divers, jamais d'actinomyces, à moins que le tissu lymphoïde ait été envahi par continuité.

C'est de cette façon, par continuité directe, que se fait le plus souvent l'extension aux parties voisines et la clinique nous en fournit la preuve irrécusable dans ces lésions énormes qui, sans systématisation aucune et sans barrière possible à leur processus destructif, englobent, quelquefois, dans une même poche purulente, tous les viscères du thorax et de l'abdomen.

Le parasite pourrait suivre aussi les liquides des tissus.

Enfin, dans les cas de propagation de l'actinomycose à distance ou d'existence de lésions métastatiques, dans ceux de généralisation secondaire ou d'emblée, la dissémination par le courant sanguin, qu'elle se fasse avec ou sans intervention d'éléments cellulaires, est de toute évidence. La constatation de thromboses, d'embolies actinomycétiques dans les vaisseaux et jusque dans le cœur droit la rendent absolument certaine.

§ II. — Anatomie pathologique et lieux d'élection
de l'actinomycose cervico-faciale

Contrairement à ce que l'on observe chez le bœuf, les lésions actinomycosiques chez l'homme, au cou et à la face, ne sont généralement pas représentées par des collections franchement limitées et saillantes ; plus diffuses, elles sont comme aplaties et étalées, étendues en surface et en profondeur.

Dès que le parasite a pénétré dans les tissus, il détermine autour de lui une irritation analogue à celle qui se produit autour de tout corps étranger. Elle se traduit essentiellement par une prolifération et une hypertrophie cellulaires qui aboutissent à la formation d'un nodule dont la structure histologique est calquée sur celle du follicule de Kœster. Les cellules les plus internes de ce nodule, en contact avec le champignon, subissent la dégénérescence granulo-graisseuse et font place à une collection liquide, tandis que, à la périphérie, se constitue une barrière conjonctive qui tend à limiter le mal et qui peut donner l'illusion, par sa structure, d'un tissu de sarcome embryonnaire et fuso-cellulaire.

La réunion des nodules actinomycosiques forme une masse néoplasique, l'actinomycome, dure et dense au début, pouvant rester longtemps dans cet état, comme le prétend Israël, mais suppurant assez promptement dans la plupart des cas. Il se produit alors un abcès qui se fusionne bientôt avec des abcès voisins, de même origine. La peau, à son niveau, devient livide, violacée et se perfore spontanément si le chirurgien n'est pas déjà intervenu. Par l'ouverture, apparaît un tissu fongueux et tremblotant, imbibé d'un liquide plutôt séreux que purulent et que l'on peut faire sourdre en petite quantité par la pression latérale de l'abcès ; quelquefois il sort du pus concret et d'apparence caséeuse ; ce pus contient constamment les grains jaunes caractéristiques.

Dès lors, comme le fait remarquer Rochet, sous l'influence de l'inflammation suppurative qui, en dissociant les tissus, favorise la propagation du parasite dans la profondeur, sous l'influence aussi des infections mixtes qui se surajoutent à l'action irritante de ce dernier, « l'aspect de la lésion initiale est profondément modifié. Des fusées lointaines, des lésions inflammatoires à distance des fistules multiples, des cicatrices à côté ou au milieu de foyers en pleine activité, des désordres secondaires sur les os avec séquestres et nécroses, donnent l'impression d'un tableau clinique complexe au milieu duquel il serait impossible de se débrouiller si l'on n'avait pour se guider la présence des grains actinomycosiques. »

Les fistules, sinueuses, plus ou moins nombreuses, s'ouvrant au fond d'une dépression cratériforme ou au sommet d'une petite élevure, ressemblent beaucoup à celles de certains abcès ostéopathiques tuberculeux. Elles sont livides et leur fond est constitué par des masses fongueuses, d'un gris jaunâtre ou rougeâtre, mollasses, s'écrasant facilement à l'aide du doigt (Cornil et Babès). Les parois du foyer avec lequel communiquent ces fistules sont également mollasses, mais leur consistance augmente à mesure qu'on se rapproche des parties saines. Les fongosités qui les tapissent contiennent toujours les grains jaunes spécifiques.

Longtemps les parties molles, tissu cellulaire sous-cutané et intermusculaire, muscles, aponévroses, etc., sont seules intéressées. Le périoste peut aussi s'épaissir et participer à l'infiltration des tissus parostaux, mais ce n'est que tardivement, secondairement que les os sont atteints, et ils ne le sont pas toujours. Il s'y fait alors une ostéite à la fois productive et raréfiante de laquelle résulte la formation de cavernes et d'ostéophytes, mais tandis que dans la carie les ostéophytes ne se trouvent qu'à une certaine distance de la cavité formée par l'usure, dans l'actinomycose la cavité est pour ainsi dire couverte de néoplasies osseuses stalactiformes, et ce fait paraît à Kundrat d'une grande importance pour le diagnostic. A la suite de ce double processus, les dents deviennent branlantes dans leurs alvéoles ; elles se déchaussent et tombent. D'autres fois, au maxillaire supérieur en particulier, on constate la formation de séquestres osseux.

S'il est vrai que, dans la majorité des cas, les lésions osseuses actinomycosiques sont secondaires, il est juste de reconnaître qu'il n'en est pas toujours fatalement ainsi, et nous rapportons précisément plus loin une observation exceptionnelle et très intéressante de M. le professeur Poncet où la lésion, ayant nettement débuté au niveau des dents cariées et du bord alvéolaire de la moitié gauche du maxillaire supérieur, devint rapidement destructive et térébrante. Les os du massif maxillaire et de la moitié correspondante du palais avaient complètement disparu au bout de cinq mois, laissant à leur place une large perte de substance, comme dans un syphilôme tertiaire. L'intégrité des parties molles de la joue restait parfaite.

Chez le bœuf, l'os est toujours atteint ; il est très souvent le point de départ de l'affection et il présente un aspect particulier de spina ventosa. Chose curieuse aussi, on ne voit jamais suppurer, sur l'animal en question, les lésions actinomycosiques ; la suppuration est au contraire la règle chez l'homme. Est-ce parce que l'animal est moins accessible à la suppuration ? Doit-on invoquer ce fait que les associations microbiennes sont plus fréquentes dans l'actinomycose humaine ? L'actinomyces est un agent pyogène, le cas de Netter le démontre ; perd-il cette propriété chez le bœuf ? Tout cela est encore à élucider.

L'implantation du parasite rayonné dont nous venons d'étudier les ravages pouvant se faire en un endroit quelconque de la face ou du cou, on conçoit très bien qu'il puisse manifester sa présence en des points qui ne soient pas toujours les mêmes et qui varient suivant les cas. Toutefois, comme la porte d'entrée la plus habituelle de l'actinomyces est la cavité buccale, il en résulte que c'est précisément à son pourtour que les lésions actinomycosiques ont tendance à se localiser, au début du moins.

Par les observations que nous donnons plus loin, on verra que la région temporo-maxillaire est de beaucoup la plus souvent atteinte. La fosse temporale toutefois n'est guère prise seule et d'emblée. L'angle de la mâchoire est aussi un lieu d'élection et les collections purulentes viennent fréquemment y pointer ; de même à la région massetérine. Enfin, dans d'autres circonstances, mais plus rarement, les régions parotidienne et buccale ainsi que celle du maxillaire supérieur sont le siège des lésions.

Au cou, on note souvent l'empâtement ou la tuméfac-

tion de la région sous-maxillaire. L'actinomycose péri-
laryngée s'observe aussi parfois. Nous citons un cas de
M. le professeur Poncet où la maladie débuta par une
périchrondrite du cartilage thyroïde, s'étendit ensuite
autour du larynx et finit par souder la tête au thorax en
formant un vaste plastron ligneux allant d'un sterno-
mastoïdien à l'autre. Il y a ceci de particulier dans ce cas
et fort rarement observé : l'existence d'une véritable
laryngite actinomycosique. C'est le second fait de ce
genre après celui de Mündler qui soit rapporté dans la
science.

§ III. — Formes cliniques. — Symptomes et marche

On peut distinguer les formes cliniques de l'actinomycose cervico-faciale suivant le siège initial des lésions
ou d'après le début et la marche de la maladie.

D'après le siège qu'elles occupent, il paraît exister
deux types bien nets de lésions actinomycosiques.

Dans une première forme, c'est au niveau des joues, du
cou, etc., que se localise l'affection ; les parties molles
sont seules prises, la maladie ayant une apparence plus
ou moins superficielle.

Dans le plus grand nombre de cas, et l'on peut en
juger par les observations que nous rapportons au chapitre II de ce travail, c'est au niveau de l'angle inférieur
de la mâchoire, de la branche montante du maxillaire et
bientôt de la fosse temporale qu'apparaissent le gonflement et la tuméfaction d'origine parasitaire. A cette
deuxième variété, notablement plus fréquente que la

précédente, et qui, au début surtout, peut donner le change et laisser croire à un sarcome maxillaire plutôt qu'à une lésion inflammatoire, M. le professeur Poncet donne, d'après le siège, le nom *d'actinomycose temporo-maxillaire.*

Si l'on se base maintenant sur le début et la marche de l'affection, la distinction de deux formes cliniques, l'une *aiguë* l'autre *torpide*, s'impose également. Nous allons successivement les étudier.

La forme aiguë est assez rare. Le début ressemble assez à celui d'un phlegmon ; il est brusque. Les malades sont pris de fièvre et voient, bientôt après, se développer, au voisinage de la mâchoire inférieure par exemple, une tumeur, dure d'abord, mais qui ne tarde pas à se ramollir et de laquelle s'écoule, à l'incision, une quantité plus ou moins grande de pus, souvent fétide, contenant les grains jaunes caractéristiques et de nombreux microbes de la suppuration. Dans l'observation XIV, les phénomènes eurent au début cette allure franchement aiguë. Au niveau de la tuméfaction parotidienne et sous-maxillaire, la peau était rouge et tendue ; on notait de l'hyperthermie, des douleurs de gorge et de la gêne de la déglutition qui disparurent cinq à six jours après, à la suite de l'expulsion spontanée par la bouche d'une certaine quantité de pus.

Dans cette même variété d'actinomycose cervico-faciale, le mal, affectant parfois une marche plus rapide encore, s'étend à la langue, au plancher de la bouche, au tissu cellulaire du cou. La température atteint ou même dépasse 40° ; le malade est abattu, dans une prostration extrême ; il y a de l'œdème du plancher buccal et du pharynx, de la rougeur, de l'empâtement, de la chaleur locale. La consistance de la tuméfaction peut être ramollie; elle est quelquefois ligneuse, comme dans les cas chroniques. A la difficulté de la mastication et de la déglutition se joignent des douleurs atroces et des accès de suffocation. La mort peut survenir au sixième jour. Bref, le tableau rappelle en tous points celui de l'angine de Lüdwig. Roser, Kapper et Doyen de Reims en ont rapporté quatre cas types. — C'est au cours de ces lésions aiguës que l'on peut voir se former des fusées purulentes autour du pharynx, dans la gaine des vaisseaux carotidiens ou vers le médiastin; l'infection peut même se propager aux méninges (Ponfick) et on a observé, dans un cas, consécutivement à l'érosion de la veine jugulaire, la production de foyers secondaires, métastatiques, dans le cœur, le cerveau et la rate.

La seconde forme clinique basée sur le début et la marche de l'actinomycose cervico-faciale présente deux sous-variétés d'une importance fort inégale.

La première est excessivement rare, exceptionnelle; on en cite les cas. Nous en rapportons un de Legrain (*obs. VII*). Comme chez le bœuf, on observe en général, au voisinage du maxillaire, une tumeur dure à évolution lente et chronique, simulant un sarcome périostique. Les faits d'Israël et de Glaser appartiennent à cette catégorie; celui de Babès également, qui fut pris pour une tumeur mixte de la parotide (cystosarcome). Le néoplasme, quelquefois bourgeonnant, contient toujours les granulations actinomycosiques, nageant le plus souvent dans un liquide muco-purulent et jaunâtre qui existe au foyer central de la tumeur. C'est cette forme d'actinomycose que Cornil et Babès proposaient de ranger dans une classe à part, sous la rubrique d'*actinomycose néoplasique limitée.*

La seconde variété est de beaucoup la plus fréquente : presque tous les cas que nous relaterons ici lui appartiennent.

La maladie évolue comme une inflammation torpide et chronique, d'aspect particulier, accompagnée de symptômes objectifs et subjectifs plus ou moins constants, quelquefois variables suivant son siège.

Le plus souvent, des douleurs au niveau des dents, cariées ou non, ouvrent la scène : elles font défaut en d'autres circonstances ou sont remplacées par de violentes douleurs de tête (*obs. XV*). Avec ou sans phénomène prémonitoire, on voit bientôt apparaître, en un point d'élection de la région périmaxillaire, près d'une dent cariée, quand elle existe, non loin d'un bord alvéolaire, sur la face externe de l'os, une tuméfaction aplatie, étalée, sans limites précises, s'accompagnant d'un œdème de la joue ou des parties molles avoisinantes. Sa marche est en général plus lente que celle des affections inflammatoire aiguës du maxillaire. Quelquefois douloureuse, elle manque en général de sensibilité à la pression et donne à la main qui la palpe comme une sensation d'empâtement. La peau, au niveau de cette tuméfaction, n'éprouve pas de changement bien notable de coloration ; elle est seulement un peu rouge, vascularisée. Le malade n'a pas de fièvre et les ganglions qui sont tributaires du territoire envahi sont indemnes.

Cette tuméfaction ne tarde pas à se localiser, que ce soit à la région sous-maxillaire, à l'angle de la mâchoire, au niveau de l'os malaire ou ailleurs. Elle est alors de

dimensions variables, comme une aveline, comme un œuf,
ayant une consistance particulière, pathognomonique,
pour notre maître, M. le professeur Poncet, *consistance
intermédiaire entre la mollesse de l'œdème inflammatoire et la dureté des néoplasmes solides*. On se trouve,
en effet, en présence d'une induration scléreuse, ligneuse
qui englobe tous les tissus de la région atteinte et qui
laisserait soupçonner, à un clinicien non prévenu, une
tumeur périostique en nappe à marche plus ou moins
rapide. A côté de ce sclérome, éveillant si bien, à première
vue, l'idée d'un sarcome, existent des lésions inflammatoires non douteuses et c'est précisément cette association
bizarre de néoplasie et d'inflammation simple qui est un
des meilleurs caractères du diagnostic.

D'autres symptômes suivent ou accompagnent l'apparition de la tuméfaction. Le trismus est la règle quand
elle siége au niveau de la branche montante du maxillaire,
et le cas, nous le savons, est des plus fréquents. Cette
constriction des mâchoires, conséquence de l'envahissement, par le néoplasme, des muscles masticateurs, est
d'habitude précoce; elle est, de plus, tenace et persistante,
rappelant, de tous points, celle des accidents provoqués
par l'éruption vicieuse d'une dent de sagesse. Le rappro-
chement des arcades dentaires est parfois tel que
l'alimentation en est fort gênée.

Dans certains cas, on note l'existence de douleurs
atroces, revenant par accès, et que ne semblent point
expliquer, dit M. Poncet, les accidents inflammatoires
qui évoluent plutôt sourdement que d'une façon aiguë.
Ces douleurs reconnaissent certainement pour cause l'infiltration du champignon dans les tissus ; elles coïncident

en effet avec l'accroissement, avec des poussées aiguës de la maladie. Nous les trouvons tellement fortes chez le malade de l'observation V, revenant sept à huit fois par jour, par crises d'une durée de une heure à une heure et demie, qu'elles empêchent tout sommeil. Les douleurs sont également très vives chez le malade de l'observation XXII.

Au cou, la tuméfaction peut entraîner de la difficulté dans les mouvements de la tête, et suivant les cas, de la dysphagie, de la dyspnée, de l'aphonie (*observation III*).

Les choses restent en l'état que nous venons de décrire un temps plus ou moins long ; puis, à un moment donné, tandis qu'elle se limite à la périphérie, la tumeur se ramollit à son centre. A ce niveau, la peau devient violacée, livide, amincie. On y obtient une très légère fluctuation qui a pu en imposer quelquefois, grâce au voisinage de l'os, pour la fluctuation d'un cancer osseux (Albert). Bientôt, si le chirurgien n'est pas déjà intervenu, l'abcès s'ouvre spontanément, en un ou plusieurs points (en seize endroits différents dans l'observation VI), et il s'établit des ulcérations donnant issue à des fongosités jaunâtres ou violacées. En pressant latéralement, on fait sortir un peu de liquide séreux ou séro-purulent, renfermant une plus ou moins grande quantité de grains spécifiques. Au pourtour de ces foyers, la peau est indurée et on sent, dans son épaisseur, de petits noyaux durs, de volume variable.

Les perforations ne s'effectuent pas simultanément en tous points au niveau de l'abcès. Chez le malade de l'observation VI, les ouvertures se produisaient tous les huit ou dix jours, toujours précédées de violentes douleurs et suivies d'un grand soulagement plutôt dû, pour M. Poncet, à la mise en liberté de l'agent infectieux qu'à un phénomène de débridement.

Les plaies ainsi créées, d'une façon spontanée ou artificielle, ont peu de tendance à la cicatrisation : il se forme des trajets fistuleux par où sortent quelquefois des bourgeons fongueux et des grains jaunâtres.

Les trajets fistuleux en question viennent en général s'ouvrir à l'extérieur, sur le tégument; dans d'autres circonstances et suivant le siège de l'abcès, ils vont s'aboucher dans la cavité buccale, dans le pharynx et l'œsophage *(obs. III),* dans le larynx, dans le conduit auditif externe *(obs. VI),* etc.

En même temps que la tumeur locale suit ces diverses phases, peuvent apparaître, à distance et dans la même région (joue, tempe, région parotidienne, etc.), des tumeurs similaires qui, dures au début, comme le foyer primitif, se ramollissent à leur tour, subissant une évolution analogue à la sienne. Il est probable que c'est par des trajets fistuleux sous-cutanés que se dissémine ainsi la lésion; la propagation par voie lymphatique, admise par quelques auteurs, doit être rejetée. On ne trouve pas trace, en effet, de ganglions dans les régions intermédiaires.

Ce sont en général les parties molles, le tissu cellulaire, les muscles, les couches parostales qui sont envahies.

Si l'on introduit un stylet par une des fistules, on voit qu'elle est profonde, qu'elle atteint l'os, ou plutôt le contourne sans le rencontrer directement. Celui-ci est rarement dénudé et ce n'est que tardivement qu'il est attaqué par le processus destructif. L'intégrité du squelette fait donc de la maladie, pendant un certain temps, plus ou moins long, une affection *parasquelettique*. Ce caractère est très important.

Arrivée à ce degré où les parties de la face et du cou envahies présentent une série de clapiers purulents avec trajets fistuleux multiples, la maladie, si aucun traitement ne vient l'arrêter, devient parfois d'une ténacité désespérante. Elle tend constamment à gagner du terrain, à progresser dans les régions voisines, suivant de préférence les gaines des vaisseaux ou des muscles, les espaces intermusculaires, les tissus conjonctifs sous-aponévrotiques. En bas, l'abcès descend superficiellement, au devant du cou ou le long du sterno-mastoïdien; il arrive dans la région sus-claviculaire ou jusque dans l'aisselle, enraidissant dans une gangue rigide les régions cervicales sus et sous-hyoïdiennes. D'autres fois, sous-jacent à l'aponévrose superficielle, il fuse profondément le long du pharynx et du larynx qu'il peut ulcérer jusque dans le médiastin antérieur où il épaissit les plèvres, creuse le poumon, atteint les vaisseaux de la base du cœur, faisant en outre redouter les infections à distance, résultats d'embolies rénales, spléniques, etc. En haut, les lésions suivent la branche montante du maxillaire, gagnent la base du crâne, se propageant au cerveau et aux méninges *(obs. V)*, ou bien, s'attaquant au rachis, amènent des symptômes analogues à ceux du mal de Pott. Sur les côtés, les vaisseaux carotidiens peuvent être ulcérés; il se fait alors des thromboses actinomycétiques, origine de foyers métastatiques dans les viscères et c'est la mort, à bref délai.

Celle-ci peut aussi survenir à la suite de la cachexie et de la débilitation profondes de l'organisme sous l'influence de l'extension des lésions ; le malade maigrit, présente des selles diarrhéiques et autres troubles qui sont dus à la dégénérescence amyloïde du foie, de la rate, des reins, etc.

Enfin, dans quelques cas, on a vu succomber les malades, non pas consécutivement aux lésions actinomycosiques elles-mêmes, mais du fait d'une infection secondaire, surajoutée, ayant entraîné une véritable septicémie.

La marche de l'actinomycose cervico-faciale n'est heureusement pas toujours aussi terrible. La guérison peut se faire spontanément par voie de suppuration et formation de fistules (Schlange). Elle est aussi la règle, bien que les récidives soient possibles, quand un traitement convenable a été institué dès le début ou avant l'existence de délabrements trop étendus. La plupart des observations que nous rapportons en font foi.

Il existe cependant des cas, alors surtout que les lésions actinomycosiques siègent à la région temporo-maxillaire, où la maladie prend une allure grave, maligne, suivant telles circonstances que nous ignorons mais qui doivent dépendre de la nature même du terrain, très favorable au développement des actinomyces. C'est ainsi que nous avons vu succomber des malades malgré un traitement local énergique et l'emploi à haute dose de l'iodure de potassium.

Après l'étude des modalités cliniques et de la marche de l'actinomycose cervico-faciale, une comparaison s'impose, chère à notre maître, M. le professeur Poncet.

C'est l'analogie frappante qui existe entre les manifestations actinomycosiques et celles de la tuberculose.

« Tantôt, dit Jirou (Thèse de Lyon, 1894), parlant de l'évolution de l'actinomycose humaine, celle-ci se délimitera dès le début et ne se traduira que par une tuméfaction localisée, dure, presque cartilagineuse, qui ne suintera pas ; — tantôt, franchissant la barrière inodulaire, elle avancera, détruisant tout sur son passage, muscles, aponévroses, vaisseaux, envoyant dans le voisinage des colonies parasitaires qui donneront de nouveaux abcès au moyen de fistules sous-cutanées ; — tantôt enfin, elle pourra se généraliser, soit d'emblée, sans que l'on retrouve la porte d'entrée, soit qu'elle s'étende brusquement après être restée longtemps localisée en un point où elle semblait devoir se limiter. »

Qui ne reconnaîtrait, dans ces modes différents d'évolution, des processus analogues à ceux de la tuberculose, avec laquelle l'actinomycose est si souvent confondue ? A la phtisie fibreuse correspond l'actinomycose néoplasique limitée, très rare ; à la tuberculose ordinaire, caséeuse, l'actinomycose le plus fréquemment observée chez l'homme, celle qui se manifeste par la production de collections purulentes avec décollements étendus et trajets fistuleux multiples; enfin à la granulie, la forme généralisée, pyohémique, qu'elle survienne d'emblée ou qu'elle succède à des lésions actinomycosiques déjà existantes.

Nous ne terminerons pas cet exposé symptomatologique sans dire quelques mots des particularités que présente l'actinomycose au maxillaire supérieur et à la langue.

Lorsque le maxillaire supérieur est atteint, localisation

assez rare, les phénomènes prennent, d'ordinaire et d'emblée, un caractère de gravité extrême. Les dents deviennent branlantes et tombent ; et il y a formation hâtive de séquestres, surtout du rebord alvéolaire (cas de Ponfick 1882). Les lésions prennent une extension rapide vers l'extérieur, des trajets fistuleux multiples s'ouvrent au niveau de la joue, de la tempe et du front, enfin, la propagation à la colonne cervicale, à la base du crâne et au cerveau, s'observe fréquemment. Dans un cas dont nous donnons la relation (*obs. II*) et qui paraît unique dans son genre, M. le professeur Poncet a vu, en moins de dix mois, le maxillaire supérieur disparaître presque en totalité sous l'influence d'un processus destructif intense rappelant celui de la nécrose phosphorée ou mieux encore celui des lésions gommeuses syphilitiques, et laisser à sa place une cavité irrégulière et anfractueuse autour de laquelle les parties molles et la joue en particulier, restées saines, gardaient leur coloration normale. C'est là une forme particulière de l'actinomycose qui n'a pas encore été décrite, « *forme térébrante, nécrosante, médullisante* ». Le malade qui en était porteur ne présenta jamais dans le cours de son affection de collection purulente ; les parties nécrosées n'offraient ni végétations, ni bourgeonnements ; jamais aucune hémorrhagie buccale n'accompagna le processus destructif. La lésion évolua sans phénomènes réactionnels et sans douleurs trop violentes, les sens du goût et de l'odorat furent abolis et la mort survint par envahissement de la base du crâne.

Au niveau de la langue, l'actinomycose est rare ; nous savons au contraire combien sont fréquentes chez le bœuf les « langues de bois ». Quand elle est prise, elle peut avoir été envahie primitivement ou consécutivement aux abcès aigus du cou. Les cas de Hacken, Fischer, Hochenegg sont des cas d'actinomycose linguale primitive. Dans les deux premiers, on retrouva l'épi, cause de l'infection ; dans le troisième, la lésion occupait la pointe et était en rapport avec une dent cariée. Cette lésion se traduit le plus souvent par l'apparition, dans l'épaisseur de l'organe, de noyaux durs, indolores, de volume variable allant de la grosseur d'un grain de chenevis à celle d'une olive, ayant l'aspect de gommes, de tubercules ou de cancers, et dont on ne reconnaît la nature qu'au moyen d'une ponction exploratrice.

Parfois, comme dans un cas de Maydl, l'actinomycoes se révèle à la langue sous forme d'érosions ou de rhagades très douloureuses, gênant considérablement la mastication, la parole et la déglutition et suivies généralement de la formation de petits abcès, gros comme un pois, dont l'incision ou l'excision s'impose à bref délai.

Enfin certains auteurs signalent un mode d'infection qui aurait pour point de départ certaines ulcérations amygdaliennes recélant des produits parasitaires plus ou moins voisins de l'actinomyces. La réalité de cette prétendue actinomycose amygdalienne n'est pas encore parfaitement établie.

§ IV. — Pronostic

Le pronostic de l'actinomycose cervico-faciale découle de l'aperçu symptomatologique de cette affection.

D'une façon générale, on peut dire que c'est dans cette

forme d'actinomycose qu'il est le moins grave. Jirou
(th. Lyon) donne en effet les chiffres suivants : forme
thoraco-pulmonaire, mortalité de 83 pour 100 ; forme
abdominale, 71 pour 100; forme cérébrale, 100 pour 100;
dans l'actinomycose de la face et du cou, la mortalité
n'atteindrait que 11 pour 100.

En France, sur 12 cas, on n'avait alors observé aucun
cas de mort. Depuis, les observations se sont multipliées
et sur un total de 35 cas, nous comptons 3 décès, survenus
tous trois à Lyon parmi les malades de M. le professeur
Poncet. Cela nous mène à une mortalité de 8 pour 100
environ.

On peut poser en fait que le pronostic de l'actinomycose cervico-faciale dépend à la fois du type clinique
observé, de la région atteinte et de l'étendue des lésions,
de la précocité du traitement.

Dans la forme aiguë que nous avons décrite et qui, par
l'intensité et la brusquerie des phénomènes du début, se
rapproche assez souvent du syndrome grave connu sous
le nom d'angine de Lüdwig, il est évident que le pronostic
devra rester très réservé. On a vu succomber des malades
dès le sixième jour. Nous savons toutefois combien est
exceptionnelle cette variété clinique.

Dans la forme la plus communément observée, on se
souviendra, pour formuler des conclusions pronostiques,
de la marche rapidement destructive de l'actinomycose
au maxillaire supérieur et de la facilité avec laquelle se
fait, quand cet os est atteint, la propagation à la base du
crâne.

Plus les lésions seront profondes, étendues, diffuses,
plus seront vastes les décollements et les foyers purulents

et plus il faudra se montrer circonspect dans l'appréciation de la gravité ou de la bénignité du mal ; la possibilité d'infections secondaires et de septicémies, de généralisation ou de propagation à des organes d'importance
vitale première, augmente en effet dans ces cas. Avec des
lésions localisées et localisées, comme elles le sont le plus
souvent, à la face et au cou, sur un organe d'importance
vitale secondaire, on a un pronostic favorable ; et une large
intervention, portée au delà des limites du mal, aura des
chances sérieuses d'être curative.

La question du traitement est aussi d'une grande importance. Quand il sera institué dès le début de l'affection,
quand il utilisera non seulement les moyens chirurgicaux
ordinaires, mais encore et surtout la puissante efficacité
de la médication iodurée, la guérison, au bout d'un temps
plus ou moins long, surviendra fréquemment. Et l'on
peut comprendre, de ce fait, combien s'impose la nécessité d'un diagnostic précoce !

Il ne faudrait pas passer toutefois, malgré la bénignité
relative de l'actinomycose cervico-faciale, du pessimisme
des premiers observateurs à un optimisme trop exagéré ;
on s'exposerait à des mécomptes. C'est que, en effet,
suivant la remarque de M. le professeur Poncet, à côté
d'une forme *bénigne,* heureusement la plus fréquente,
d'après l'ensemble des observations publiées, se place une
forme *maligne,* comme en témoignent trois des cas que
nous rapportons, où les malades ont succombé malgré un
traitement local et un traitement interne par l'iodure de
potassium.

Quant à la durée du mal, dans les cas mortels, elle est
très difficilement appréciable à cause de l'impossibilité où

l'on se trouve d'en fixer nettement le début. Elle aurait été de six, huit et seize mois environ chez nos trois décédés. Elle peut être beaucoup plus longue.

§ V. — Diagnostic

Au cou et à la face, le diagnostic clinique de l'actinomycose ne semble pas, au premier abord, chose facile. Nombreuses sont, en effet, les affections avec lesquelles on la confond communément, surtout au début, alors que la tumeur n'est pas encore ulcérée et ne permet pas la constatation des grains jaunes dans le pus ou les fongosités.

Le plus fréquemment, on prend l'actinomycose pour une périostite consécutive à une affection dentaire ; mais, dans le cas particulier, l'erreur n'offre qu'un inconvénient léger, puisque les deux maladies sont justiciables du même traitement : avulsion de la dent, incision et curetage du foyer morbide. Rappelons que l'intensité des douleurs, au début, est beaucoup plus grande dans l'actinomycose que dans une simple périostite alvéodentaire et que l'os est exceptionnellement atteint dans la première affection, ce qui n'est pas le cas dans la seconde.

Il est aussi fort probable que la fréquence de l'actinomycose au niveau de l'angle de la branche montante du maxillaire inférieur, avec empâtement diffus de la région, trismus, abcès, etc., a dû maintes fois laisser incriminer l'éruption vicieuse d'une dent de sagesse qui n'était pour rien dans la genèse des accidents que l'on constatait.

La confusion avec un adéno-phlegmon sera facilement évitée si l'on se rappelle le caractère séreux et la petite quantité de liquide évacué par les incisions, dans l'actinomycose, le peu de tendance à la cicatrisation de celles-ci et leur fistulisation, la production de nouveaux îlots d'induration à la périphérie du premier, etc.

Quand l'actinomycome siège à la région sous-maxillaire, ou pourrait parfois songer à un sarcome non encore ulcéré. On se basera pour éclairer le diagnostic, dans ce cas, sur le peu de retentissement de l'actinomycose sur la santé générale, sur son extension de proche en proche dans les parties voisines qu'elle infiltre, les rendant dures et ligneuses d'abord, puis formant des clapiers sous-cutanés ; et plus tard, sur la présence de fistules faisant communiquer ces clapiers avec l'extérieur. On sait, en effet, que dans le sarcome, la peau est ulcérée par sur-distension et qu'on n'y observe pas de fistules.

A la même région, quand, subitement et exceptionnellement, l'actinomycose prend une allure suraiguë avec phénomènes généraux et locaux d'une gravité extrême, le diagnostic précoce avec l'angine de Lüdwig est très difficile, mais il importe peu à l'intervention thérapeutique, l'indication étant de donner issue, dans les deux cas, à la collection purulente.

La différenciation avec les abcès tuberculeux, quand les lésions occupent la région parotidienne par exemple, sera au contraire très aisée. Ils siègent presque toujours dans les ganglions lymphatiques que n'atteint jamais l'actinomycose ; leur tuméfaction n'offre point au début la dureté ligneuse spéciale à cette dernière ; enfin, comme le fait remarquer Rochet, l'aspect de ces suppurations chroniques, bosselées ordinairement, avec lobulations séparées par des sillons plus ou moins profonds, ne rappelle en rien celui de la tuméfaction actinomycosique, lisse et uniforme.

A une période plus avancée, l'actinomycose de la face a pu être prise pour une lésion syphilitique, pour un épithélioma (Tilanus), pour un lupus (Fournier), etc.

A la langue, on l'a confondue avec des gommes, avec des tubercules, avec le cancer.

La confusion des lésions de l'actinomycose avec celles créées tertiairement par la syphilis, a été favorisée jusqu'à ce jour par la nature du traitement de ces dernières. Beaucoup de sujets ont été autrefois considérés comme syphilitiques qui ont guéri par l'iodure de potassium et qui, sans doute, étaient atteints d'actinomycose ; l'on sait aujourd'hui, en effet, l'heureuse action exercée sur celle-ci par ce médicament.

En somme, il faudra soupçonner l'actinomycose lorsque, en dehors de toute lésion dentaire antérieure ou existante, apparaîtront des douleurs vives avec gonflement de la joue et de l'angle inférieur de la mâchoire, lorsqu'à ces douleurs souvent atroces, tenaces, revenant par accès et dont l'intensité ne sera pas en rapport avec celle des accidents inflammatoires, se joindront un trismus précoce et persistant, un aspect particulier du gonflement ou de la tumeur éveillant l'idée d'une association bizarre, déjà signalée, de néoplasie et d'inflammation simple, lorsque cette tumeur, s'abcédant, donnera issue à des fongosités jaunâtres, à une petite quantité de liquide séreux plutôt que purulent, qui s'écouleront par des trajets fistuleux multiples sans connexion avec le squelette et reposant sur une base indurée.

L'absence d'engorgement ganglionnaire, l'intégrité, pendant longtemps, du système osseux, quelques données étiologiques parfois, enfin l'allure chronique et torpide des accidents permettront encore le plus souvent de rattacher ces derniers à leur véritable origine. On n'oubliera pas, dans le diagnostic, que si l'actinomyces est pyogène il est aussi et surtout sclérogène. Il est arrivé maintes fois au chirurgien d'ouvrir des foyers ramollis, faussement fluctuants et d'où il ne s'écoulait que du sang. Puis une porte d'entrée étant ainsi ouverte à d'autres infections microbiennes, la suppuration s'établissait et l'on trouvait plus tard, dans le pus, des actinomyces.

C'est d'une façon absolue que sera confirmé le diagnostic clinique d'actinomycose lorsque, dans les tissus atteints, dans les fongosités, dans le liquide retiré par ponction ou s'écoulant des abcès par les incisions et les fistules, on retrouvera les grains jaunes caractéristiques démontrés par le microscope de nature actinomycétique.

Le diagnostic histologique de ces derniers s'impose en effet. N'a-t-on pas pris, au premier abord, pour des corpuscules parasitaires, des masses de cristaux de cholestérine, par exemple? (Firket). Enfin, il faudra différencier l'actinomyces d'autres êtres aussi élevés que lui qui peuvent envahir l'organisme de l'homme et des animaux et produire des affections plus ou moins semblables à celles qu'il cause ; nous voulons parler du *ptothrix buccalis*, de l'*aspergillus niger* et de certaines variétés de *mucor* et de *penicillium*.

§ VI. — TRAITEMENT

Nous ne parlerons ici que du traitement de l'actinomycose cervico-faciale, tel qu'il doit être aujourd'hui
pratiqué, laissant de côté l'historique de la question qui
nous obligerait bien des fois à sortir du cadre restreint
que nous nous sommes tracé. D'ailleurs les nombreuses
médications essayées au début contre l'actinomycose en
général et dont nous ne citerons pour mémoire que la
carboglycérine de Raffa et la tuberculine de Koch, médications calquées pour la plupart sur celles de la tuberculose (ce qui s'explique par la similitude des symptômes
et l'analogie des lésions, dans les deux affections), sont
aujourd'hui tombées dans l'oubli et justement délaissées,
depuis surtout que l'iodure de potassium est devenu
l'agent en quelque sorte spécifique de l'actinomycose.

Nous serons bref au sujet du traitement électro-
chimique employé avec succès par M. Gauthier dans un
cas de Darier où l'actinomycose était limitée aux parties
molles de la face. Il utilise la puissance antiseptique de
l'iode à l'état naissant, produit par la décomposition, au
moyen d'un courant de pile, d'une solution d'iodure de
potassium, préalablement injectée dans les tissus. Cette
méthode, si elle a donné un succès, ne doit pas être généralisée; on pourrait à la rigueur l'essayer dans des cas
analogues à celui de Darier; mais il vaudra mieux recou-
rir d'emblée au traitement que nous allons maintenant
exposer.

Au cou et à la face, il faut aujourd'hui traiter l'actinomycose chirurgicalement quelquefois, médicalement toujours.

On connaît l'histoire du traitement interne par l'iodure de potassium ; nous ne la reproduirons pas. De la médecine vétérinaire où l'appliqua d'abord Thomassen, il est complètement passé aujourd'hui en médecine humaine, et les résultats chez l'homme ont été aussi merveilleux que chez le bœuf, dans toute forme d'actinomycose, cervico-faciale, thoracique, abdominale, etc. Van Iterson à Leyde, Saltzer d'Utrecht, Vitringa de Zwolle en ont constaté la puissante efficacité ; en France, les observations de Meunier, de Gaube, de Poncet, de Netter, de Dubreuilh la prouvent surabondamment.

Sous l'influence de l'iodure de potassium pris à l'intérieur, les tumeurs et les nodosités actinomycosiques disparaissent rapidement, en partie éliminées, en partie résorbées ; les ulcérations se dessèchent, se rétractent, laissent à leur place de toutes petites dépressions cicatricielles ; les grains jaunes s'éliminent plus hâtivement par les fistules, se résorbent plus facilement dans les régions infiltrées.

Quel est le mode d'action du médicament ? On est réduit à ce sujet à des hypothèses. Ce n'est pas en diminuant la vitalité du parasite que semble agir l'iodure de potassium ; une solution à un pour cent de cet agent thérapeutique n'arrête pas en effet les cultures de l'actinomycose en milieu nutritif artificiel (Nocard). Il est probable, comme le fait remarquer Netter, qu'on se trouve en présence d'une action spécifique exercée par l'iodure sur les éléments anatomiques dont il augmente la résistance, renforçant ainsi l'organisme dans la lutte qu'il soutient.

Aussitôt l'actinomycose reconnue, il faudra commencer l'administration du médicament. Il agit d'autant mieux, en effet, qu'il est donné à une époque plus rapprochée du début de la maladie. L'expérience a démontré que les doses nécessaires variaient, suivant la tolérance, de deux à cinq grammes par jour. On est parfois allé au delà, jusqu'à six, huit et neuf grammes, jusqu'à la production de phénomènes d'iodisme qu'on recherchait dans les cas graves où il fallait se hâter. La durée du traitement est en moyenne de six semaines à deux mois.

Nous l'avons dit, l'efficacité du traitement est merveilleuse. Il peut suffire à lui seul, non seulement à enrayer les progrès du mal, mais encore à en amener la rétrocession, et nous rapportons des observations où la guérison est survenue du fait de l'emploi exclusif de la médication iodurée (*obs. I, VI, XI, XIII, etc.*).

Mais en général, surtout à la face et au cou, on sera amené à associer au traitement médical dont nous venons de parler, des interventions chirurgicales. Celles-ci, quand elles seront possibles (car il peut arriver que les lésions soient trop vastes pour être de leur domaine), assureront une guérison plus rapide.

Le traitement chirurgical a été pendant longtemps, au début, le seul employé. Il était naturellement tout indiqué, lorsqu'on se trouvait en présence de foyers suppurés et de trajets fistuleux rebelles par où faisaient saillie des bourgeons fongueux, d'agir comme dans les suppurations chroniques, c'est-à-dire de vider ces foyers, d'en cureter les parois ainsi que celles des fistules, au besoin de les cautériser au thermocautère, de les laver enfin antiseptiquement. Une telle intervention ne pouvait qu'être efficace, à la condition toutefois qu'elle fût complète et méthodique. On en retira en effet des résultats excellents dont vinrent témoigner Schlange et Garré au Congrès des chirurgiens allemands de 1892. Et c'est ainsi qu'il faudra se comporter la plupart du temps au cou et à la face, à moins que l'intervention ne puisse être plus radicale encore. Et c'est le cas, lorsque le foyer est circonscrit et présente la configuration d'une sorte de tumeur, lorsque cette tumeur ne contient que peu ou pas de pus. L'indication est alors bien nette, toute rationnelle : enlever largement les parties malades, les circonscrire par des incisions qui comprennent suffisamment de tissus sains pour éviter de laisser dans la plaie la moindre trace d'agent pathogène dont la repullulation amènerait bientôt une récidive. On pourra essayer, dans ces cas, d'une réunion immédiate.

Lorsque les lésions sont assez étendues pour contre-indiquer leur ablation totale, on suivra la conduite tracée plus haut; on évacuera par des incisions appropriées le contenu de la poche purulente, puis on s'efforcera, comme dans un abcès froid tuberculeux, de modifier la cavité et les parois. Après avoir enlevé le plus possible de fongosités et de colonies d'actinomyces au moyen de la curette, après avoir soigneusement raclé les décollements et les clapiers, excisé les trajets fistuleux, on touchera les parties mises ainsi à nu avec un tampon de coton imbibé d'une solution phéniquée forte, on les cautérisera au thermocautère ou au nitrate d'argent, qui pour Kœttnitz aurait une véritable action spécifique, ou bien encore on aura recours à la méthode du flambage des plaies telle que l'a proposée M. Felizet, en 1892, à la Société de chirurgie.

Quand l'os et le périoste seront atteints, il faudra ne pas s'attarder aux demi-mesures, enlever les séquestres, faire au besoin un sacrifice partiel de l'os malade, du maxillaire par exemple. L'opération terminée, on bourrera de gaze iodoformée et on ne fera pas de réunion immédiate; elle serait ici dangereuse. Le drainage au contraire est absolument indiqué.

Nous le répétons, par l'association de ces moyens chirurgicaux et du traitement interne par l'iodure, on a en main de puissantes armes thérapeutiques qui ne tarderont pas, dans la plupart des cas, à triompher des ravages de l'actinomyces. Le traitement chirurgical, employé seul, comme il l'était autrefois, exposait à des récidives; mais, si on en use de concert avec la médication iodurée, les chances de repullulation du parasite sont minimes et, sauf dans des cas exceptionnels, d'une gravité extrême, dont nous citons quelques exemples, la guérison peut être considérée comme la règle, surtout quand on n'oublie pas l'état général dont on doit toujours se préoccuper.

§ VII. — ETIOLOGIE. — PROPHYLAXIE

Nous avons étudié au commencement de ce chapitre la porte d'entrée du parasite, les voies qu'il suivait pour se propager dans les tissus; nous venons de voir comment on arrive, thérapeutiquement, à l'en expulser. Il nous reste à nous rendre compte maintenant de la façon dont se produit l'infection, des conditions qui la favorisent, des précautions qu'il faut prendre pour la diminuer.

Ce paragraphe serait certainement bien mieux à sa place dans une étude de l'actinomycose en général, mais, vu l'importance du sujet, nous ne pouvons pas nous dispenser d'en dire un mot.

On a successivement ou simultanément incriminé, comme causes de l'infection, le traumatisme, le contact avec les plantes, le contact avec les bestiaux, l'alimentation.

L'influence du traumatisme est bien hypothétique. Dans les cas cités de Hochenegg et d'Israël, dans celui de Roux où l'actinomycose survint à la face très longtemps après une contusion de la mâchoire contre une pierre, on peut tout au plus admettre la création, par le trauma, d'un *locus minoris resistentiæ*.

Le plus souvent, l'actinomycose à la face ou ailleurs a une origine végétale. L'habitat le plus commun du parasite est, nous le savons aujourd'hui, la surface de certains végétaux, en particulier des graminées (blé, orge, etc.), surtout quand ces végétaux sont à l'état sec (Bostrœn). C'est par l'intermédiaire des plantes fourragères que s'infectent, la plupart du temps, les bovidés ; elles servent à la fois de véhicule au parasite et de facteur au traumatisme par lequel il pénétrera. Chez l'homme cette étiologie a été surprise quelquefois dans l'habitude qu'il peut avoir, suivant sa profession, de mâchonner des graines et des épis (cas de Reverdin, Doyen, *obs. XXIII*), de porter à la bouche des brins d'herbe ou de paille (cas de Guermonprez, Legrain, *obs. VI*) ou de s'en servir pour se curer les dents (*obs. XVI*). On comprend aisément, dans ce cas, le rôle de la carie dentaire ; c'est une porte d'entrée tout ouverte à l'actinomyces.

Si l'étiologie végétale a la plus grande part dans le mode d'infection, on ne doit pas rejeter systématiquement, comme certains l'on fait, l'étiologie par contact avec les personnes ou les animaux déjà atteints. Des cas sont fournis, à son appui, qui sont indiscutables : celui de Baracz où un cocher, porteur d'actinomycose buccale, la transmit à sa fiancée en la baisant sur les lèvres, ceux de Hartmann, de Bulhoes, de Luehrs, Maydl, Guder et Poncet où l'actinomycose se transmit des animaux à l'homme. Le mode d'infection par contact est au moins probable ; la transmission s'est faite par une solution de continuité, cutanée ou muqueuse, méconnue peut-être sur le moment, nécessaire cependant et certainement réelle.

Reste l'étiologie alimentaire. On l'a invoquée surtout dans les cas d'actinomycose où aucune des causes précédentes ne pouvait être incriminée. Bien qu'il semble que ce mode de contamination doive exister (cas de Chiari, Thiriar, Lejeune) on ne peut apporter, en sa faveur, aucun fait probant, démonstratif. L'infection est possible par les viandes des animaux contaminés (porc, bovidés), par les végétaux alimentaires (pommes de terre, seigle, blé) ; parfois, mais plus rarement, par le lait non bouilli (Bœllinger), par les œufs mêmes (Stephen Artault).

De ces indications étiologiques sommaires découlent les mesures prophylactiques à prendre. Deux sortes de précautions sont indispensables : tenir la bouche et les dents dans un état de propreté absolue ; ne porter à la bouche aucune graine, aucune tige de céréale, aucun épi. Si l'on se trouve en présence d'animaux actinomycosiques, il faut éviter en les soignant de s'inoculer par une plaie ; leur abattage est d'ailleurs préférable pour supprimer la dissémination de la maladie. De plus, comme la cuisson est insuffisante pour prévenir tout danger d'infection, il est nécessaire d'exiger une inspection sérieuse et une surveillance sévère des viandes mises en vente. L'interdiction de livrer à la consommation la chair des animaux atteints d'actinomycose est une mesure de prophylaxie publique qui s'impose. Certains (Salmon, Stime, Nocard) autorisent la vente des parties non lésées, sauf en cas de généralisation du mal. D'autres, plus prudents peut-être, voudraient, avec M. Arloing, qu'on rejetât toujours en sa totalité le corps des animaux malades.

CHAPITRE II

Observations
publiées en France depuis 1894

Nous ne donnerons ici que des observations françaises d'actinomycose cervico-faciale. Aucune de celles rapportées dans la thèse de notre camarade le Dr Jirou (*Contribution à l'étude de l'actinomycose en France*, thèse, Lyon, 1894) ne sera relatée. Nous n'utiliserons, en les résumant le plus souvent, que celles qui ont été publiées depuis, et dans l'ordre de leur publication. Des trois dernières observations, deux ont été communiquées récemment à l'Académie de médecine; la dernière est inédite. Nous les donnerons toutes trois en détail.

OBSERVATION I

Actinomycose de la face. — Guérison par l'iodure de potassium.
(Gaube, *Union médicale du Nord-Est*, mars 1894).

Fille de 18 ans. Lymphatisme dans l'enfance. Dents cariées et brisées, surtout à droite. Se présente le 2 août 1893 porteuse d'une tuméfaction datant de trois mois, ayant débuté au niveau

de la pommette et ayant fait croire tout d'abord à une simple
fluxion dentaire. Elle occupe actuellement la joue droite avec
l'os malaire comme centre, atteignant, sur les côtés, le sillon
naso-labial, la commissure labiale et l'articulation temporo-
maxillaire. La périphérie offre une dureté ligneuse; au centre
et sur un autre point, fausse fluctuation. Peau tendue et violacée,
surtout au centre. Ganglions sous-maxillaires. Peu de douleur.
Trismus. On retire de la tumeur, par ponction, 4 à 5 grammes
de pus séreux, mal lié, renfermant de nombreux grains jaunes,
démontrés par l'examen et la culture de nature actinomycétique. Toute autre intervention est refusée par la malade à qui
l'on fait prendre 3 grammes d'iodure de potassium par jour.
Peu à peu la tumeur change d'aspect, s'affaisse, et le 15 septembre, elle a complètement disparu. La guérison s'est main-
tenue.

OBSERVATION II

Nécrose actinomycosique du maxillaire supérieur gauche. — Actinomycose térébrante. — Large perte de substance comme dans un
syphilome tertiaire. — Envahissement de la base du crâne. — Mort.
— (Poncet, *Gazette hebdom.* Avril 1895.)

C. S., 66 ans, ménagère habitant Corbonod près Seyssel (Ain).
Entrée à la clinique le 16 novembre 1894. Pas d'antécédents
pathologiques personnels ou héréditaires. La malade travaille à
la campagne, dans les champs; elle garde souvent les bestiaux
et, quand arrive la saison des vignes, elle tient à tout moment
serrés entre les dents des faisceaux de paille destinés à lier des
ceps.

Début de l'affection il y a cinq mois et demi, marqué par des
douleurs vives au niveau des dents de la moitié gauche du
maxillaire supérieur. Ces dents sont cariées depuis longtemps.
Elles devinrent très mobiles dans leurs alvéoles, si bien que, un
mois après, la malade en enlevait deux, très facilement, avec

ses doigts. Les douleurs persistant tenaces et aussi vives au niveau de la même zone alvéolaire, le docteur Sérullaz, de Seyssel, en enleva quatre autres à trois reprises différentes. A la seconde intervention, il arracha, avec la dent, un fragment du maxillaire supérieur, devenu très friable. Dans ce fragment, envoyé au laboratoire de M. le docteur Poncet, M. Dor trouva de nombreux actinomyces. Durant cette période, pas de gonflement du côté des gencives, jamais de tuméfaction de la joue. La lésion fit de rapides progrès, détruisant en partie le palais, du côté gauche, rongeant la zone alvéolaire, nécrosant presque tout le maxillaire supérieur. Le docteur Sérullaz racla les parties nécrosées et donna de l'iodure de potassium. Sous l'influence de ce traitement, le processus destructif s'apaisa et la perte de substance semble aujourd'hui complètement limitée.

A l'entrée de la malade à l'Hôtel-Dieu, on note : Bon état général ; pas de trace de syphilis antérieure. A la place du massif maxillaire et de la moitié gauche du palais, disparus, on trouve une cavité irrégulière, taillée au milieu de la face, cavité où viennent communiquer la bouche, le sinus maxillaire très largement ouvert, la fosse ptérygo-maxillaire et les fosses nasales. Les parois sont enduites d'une couche puriforme, semi-concrète, de peu d'odeur, et dans laquelle on cherche en vain, à l'œil nu, la présence de grains jaunes. Ni végétations, ni bourgeonnements dans les parties nécrosées ; jamais d'hémorrhagie buccale, jamais de collection purulente. Nulle part ne se montre trace d'ulcération. Les tissus limitant la zone détruite sont roses, un peu pâles, de bonne apparence, non douloureux à la pression, sauf au niveau de la face postérieure de la gencive des incisives supérieures gauches où l'on sent un petit bourgeon charnu plus rouge que les régions voisines. Douleurs spontanées fort légères au niveau du sillon naso-facial et vers l'angle interne de l'œil, du côté gauche. Il ne semble pas que la paroi inférieure de l'orbite soit atteinte. Léger épiphora ; pas d'autres troubles oculaires. Les sens du goût et de l'odorat sont presque complètement abolis. Parole difficilement compréhensible, en raison des lésions buccales. Langue normale. Un petit ganglion sus-hyoïdien médian; un autre vers l'angle de la mâchoire; pas de ganglion génien. La joue, affaissée par la destruction du massif maxillaire, n'a pris aucune part à l'évolution de la maladie.

Un peu d'emphysème aux poumons; pas de râles. Au cœur, bruit légèrement sourd; pas de souffle. Ni sucre, ni albumine dans les urines.

A la clinique, on continue le traitement par l'iodure de potassium (4 à 6 gr. par jour). L'amélioration continue, mais les douleurs tendent à reparaître. La malade, prise de nostalgie, sort le 24 décembre 1894.

Elle est morte chez elle le 8 janvier 1895. Depuis sa sortie de l'hôpital, elle avait suspendu tout traitement. L'actinomycose s'était étendue à la région orbitaire gauche et avait envahi la base du crâne. Dans les derniers jours, délire, signes de méningite, etc.

OBSERVATION III

Périchondrite actinomycosique du cartilage thyroïde droit. — Secondairement, actinomycose péri-laryngée et phlegmon cervical chronique. — Troubles fonctionnels graves. — Cachexie. — Mort. (Poncet et Jaboulay, *Gazette hebdomadaire*, avril 1895, *fig. 1*).

Phanes Jean, 57 ans, forgeron, né à Champoly (Loire). Entré à la clinique de M. le professeur Poncet, le 31 octobre 1894. A perdu l'œil droit, à 25 ans, à la suite d'une blessure. Ni syphilis, ni rhumatisme, ni affection pulmonaire.

Son affection actuelle date de 13 mois. Début par picotements dans la région sus-hyoïdienne, suivis, après quelques jours, de l'apparition au niveau de l'aile droite du cartilage thyroïde d'une tuméfaction indolore qui acquit progressivement le volume d'un œuf de pigeon. Dysphagie et dysphonie.

A l'hôpital où le malade se présente une première fois, on constate à l'examen laryngoscopique : œdème considérable au niveau du repli aryténo-épiglottique droit, se prolongeant sur tout le cartilage aryténoïde et sur la corde vocale supérieure du même côté. Larynx rouge violacé. Pas d'ulcération. Diagnostic hésitant entre laryngite syphilitique et laryngite infectieuse d'une autre nature. On ordonne traitement par iodure de potassium.

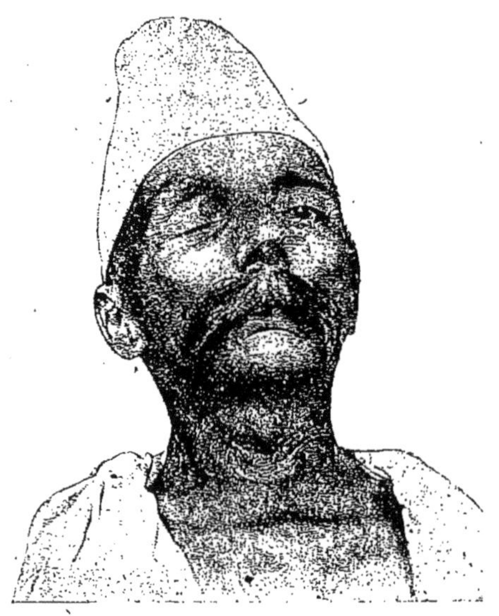

Fig. 1

Périchondrite actinomycosique du cartilage thyroïde droit, actinomycose péri-laryngée. Phlegmon cervical chronique. Cachexie. Mort.

(L'entaille voisine du nez est le fait d'un accident arrivé à la photographie)

Le 21 octobre 1893, le malade n'allait pas mieux. Une collection pointait vers l'extérieur et devenait fluctuante. D'une incision, faite par M. Jaboulay, il s'écoula un liquide séreux dans lequel personne n'eut l'idée de rechercher l'actinomyces. Trois mois après, la tuméfaction avait reparu; une incision plus large est pratiquée. Au bout de quelques semaines, les lésions prennent une marche envahissante, englobent le sterno-mastoïdien dans une masse pâteuse, indurée, infiltrant le côté gauche de la loge cervicale moyenne, si bien que l'aspect devient celui d'un néoplasme laryngé ayant envahi les parties voisines mais l'examen laryngoscopique ne confirme pas cette manière de voir. On incise encore les points suppurés; on continue le traitement par l'iodure.

En août 1894, le malade, très amélioré, est envoyé à un asile de convalescents d'où il revient brusquement le 2 novembre, cyanosé, en imminence d'asphyxie, pris depuis quelques jours de crises de suffocation inquiétantes. La diminution de cette phase aiguë par le repos permet, au bout d'une semaine, l'examen du malade. La tête est soudée au thorax par un plastron ligneux allant d'un sterno-mastoïdien à l'autre; la région cervicale antérieure est capitonnée par plusieurs orifices fistuleux adhérents aux plans profonds. Tous ces tissus sont durs, sans distinction possible des organes, se fondant latéralement et sans transition avec ceux de la nuque restés sains, sauf au-dessous de la ligne occipitale droite où l'on constate une grosseur comme un petit œuf, immobile et ulcérée en un point par un orifice fistuleux déprimé, à bords adhérents. Par les fistules, sans connexions squelettiques apparentes, sort un magma granuleux. Mouvements de la tête limités, surtout dans la flexion. Râles crépitants en arrière au sommet gauche; respiration rude aux deux sommets; le murmure vésiculaire est masqué par le bruit de cornage laryngé. En avant et à la base droite, râles ronflants et sibilants. Voix grasse, éteinte, goîtreuse, dyspnée considérable. Déglutition des aliments solides difficile; à l'exploration de l'œsophage par le cathéter à olive (N° 2), on est arrêté dès l'entrée par un obstacle infranchissable; les tentatives de passage déterminent des réflexes laryngés intenses.

A ce moment, M. Jaboulay fait le diagnostic d'actinomycose.

Il est confirmé par l'examen du magma retiré des orifices fistuleux (Dor). On ordonne 4 à 5 grammes d'iodure de potassium par jour. Les signes de phlegmon chronique diminuent, mais la dysphagie persiste et le malade, s'alimentant mal, maigrit beaucoup et finit par succomber le 8 février 1895.

A l'*autopsie* (Bérard), on trouve épanchement séro fibrineux sans éléments actinomycosiques dans la plèvre droite. Poumon droit infiltré de lésions inflammatoires chroniques, avec deux cavernes à parois cicatricielles dans les deux tiers supérieurs. A gauche, œdème du poumon, foyers de broncho-pneumonie. Péricardite sèche. L'estomac et l'intestin sont sains. La rate est un peu grosse, sclérosée. Altérations inflammatoires chroniques des deux reins ; mais rien n'y rappelle l'actinomycose.

Le larynx, le pharynx inférieur et la partie supérieure de l'œsophage sont englobés, avec les deux paquets vasculo-nerveux du cou, dans une masse de tissu lardacé, inflammatoire, semée d'amas de substance putrilagineuse, jaunàtre, sans grains d'actinomycose. Lobes du corps thyroïde totalement infiltrés par le même tissu ; ils font corps avec le larynx et c'est la pression de cet ensemble qui déterminait la sténose pharyngo-œsophagienne. Pas de rétrécissement de l'œsophage. On y voit un orifice fistuleux en communication avec les foyers de la loge cervicale moyenne. Toutes les zones du larynx, doublées de tissu cellulaire làches sont infiltrées ; cet œdème chronique rend compte des accidents congestifs, revenant par crises brusques, qui avaient rendu la trachéotomie imminente. Pas de lésions des mâchoires.

L'examen histologique ne révèle la présence d'actinomyces ni dans le tissu lardacé avec amas putrilagineux des loges cervicales, ni dans les zones du poumon atteintes de broncho-pneumonie chronique, ni dans les parois des deux cavernes ; on ne constate pas non plus des bacilles de Kock dans ces dernières.

OBSERVATION IV

Actinomycose de la face. — Région parotidienne et fosse temporale
gauches. (Poncet. *Gaz. heb.* avril, 1895, *fig.* 2).

M. M... 20 ans, cultivateur à Savigny (Rhône). Vit en contact
journalier avec des chevaux et des vaches indemnes de toute
affection. N'a jamais mâchonné graines ou brins d'herbe.

Début des accidents, il y a quatre mois (septembre 1894), par
gonflement douloureux avec tension au niveau des grosses
molaires supérieures gauches. Les accidents rétrocèdent sous
l'influence d'une cautérisation de la gencive mais reparaissent
plus intenses, avec trismus serré au bout d'une semaine. Depuis,
les réactions subjectives se sont atténuées, les signes objectifs
ont augmenté de netteté.

A l'entrée du malade à l'hôpital (10 janvier 1895), on
constate que la région étendue de la mâchoire gauche à la
fosse temporale correspondante est le siège d'un empâtement à
surface irrégulière, au-dessus duquel proéminent, en avant de
l'oreille, trois petites tuméfactions molles dont la peau est rouge
et amincie. Les tissus offrent, au palper, une consistance intermédiaire entre la mollesse de l'œdème inflammatoire et la dureté
des néoplasmes solides. Le rebord inférieur du maxillaire inférieur
est élargi, adhérent à une masse qui infiltre la loge sus-hyoïdienne latérale. Trismus très accentué. Pas de glanglions. Etat
général excellent. Dans le liquide retiré par ponction des points
ramollis, on trouve (Dor et Bérard) les grains jaunes caractéristiques. On donne trois grammes d'iodure de potassium le
8 janvier ; on élève la dose à cinq grammes le 28. Diminution
progressive du trismus ; on peut voir la deuxième grosse molaire
supérieure gauche, cariée. Pas de fistule dans l'intérieur de la
bouche, pas d'empâtement de la face interne du maxillaire, pas
de douleurs.

Le malade sort de l'hôpital le 30 ljanvier, localement très amélioré. Prescription : iodure de potassium, cinq grammes par jour.

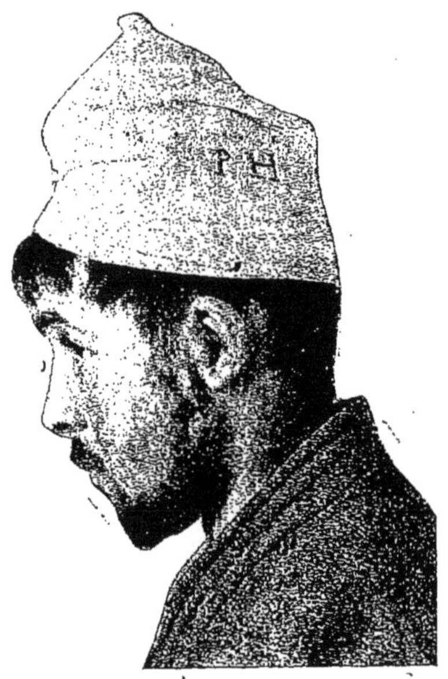

Fig. 2

Actinomycose temporo-maxillaire gauche.

Aurait eu, depuis, douleurs articulaires très aiguës de nature rhumatismale et pleurésie sèche gauche. Guérison sans suites appréciables. Réformé au conseil de revision avec le diagnostic tuberculose (?). Aurait suivi très irrégulièrement le traitement ioduré sauf depuis trois semaines. On note aujourd'hui (*11 avril*) légère amélioration dans son état local qui s'était un peu aggravé pendant la suspension du traitement. Au poumon on trouve

frottements de pleurésie sèche à la base gauche. Au sommet du
même côté respiration diminuée, rude et saccadée, résonnance
de la toux. Pas de craquements. Pas de différence de sonorité à
la percussion.

Une enquête faite dans le hameau du malade a appris qu'en
mars 1894 on dut abattre dans une maison voisine de la sienne
une vache et un âne atteints de tubercules et d'ulcérations de
la régions cervicale. Cette affection ne s'accompagnait pas de
jetage, était distincte de la morve. Peut-être est-ce de là qu'est
venu le foyer de contamination actinomycosique.

OBSERVATION V

Actinomycose de la région temporo-maxillaire gauche. — Douleurs
cervicales atroces. — Deux interventions chirurgicales. — Traitement ioduré. — Mort. (Poncet et Vallas, *Gaz. heb.* avril, 1895, *fig. 3*).

G... B..., 16 ans. Vient de Paris où il était garçon chez un
marchand de vins.

Début de la maladie en août 1894 sous forme de rage de dents
sans lésion dentaires apparentes. Bientôt suivit un gonflement
occupant la branche montante du maxillaire inférieur gauche
et qui s'étendit peu après plus haut. Trismus et douleurs excessivement vives, irradiées dans toute la moitié correspondante
de la tête survenant jour et nuit toutes les trois ou quatre heures,
sous forme de crises atroces avec cris et agitation, d'une durée
d'une heure à une heure et demie. Traité à Paris, sans
résultat, pour une arthrite temporo-maxillaire.

Actuellement (13 décembre 1894) tuméfaction diffuse,
uniforme, sans changement notable de coloration de la peau,
occupant les région massétérine et temporale gauches. La
tuméfaction est généralement dure, ligneuse en certains points,
rénitente et élastique près de l'arcade zygomatique et de
l'articulation temporo-maxillaire, nulle part fluctuante . Trismus

très serré. Malade dolent, très amaigri. Les douleurs du début, tenaces, ont persisté. Il souffre atrocement. Elle nécessitent une intervention immédiate qui consiste en une incision de débridement au niveau de l'arcade zygomatique d'où il ne s'écoule que du sang. On enlève également un fragment de cette arcade qui paraît dénudé. Les tissus traversés par le bistouri sont durs, lardacés, scléreux, sans foyer purulent.

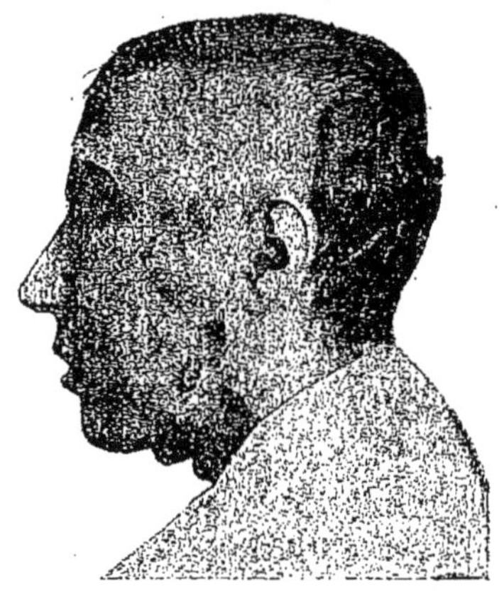

Fig 3

Actinomycose de la région temporo-maxillaire.

A la suite de l'opération, amélioration notable pendant quatre ou cinq jours, mais le 11 janvier les souffrances sont redevenues telles que le malade, quittant la maison de santé où il se trouvait et ne pouvant être reçu à l'Hôtel-Dieu, est envoyé à l'hôpital de la Croix-Rousse, dans le service de M. le Dr Vallas.

On y note : l'existence de la tuméfaction ci-dessus décrite dans toute la partie gauche de la face ; la cicatrice de la première incision, faite par M. Poncet, restée fistuleuse en un point d'où s'écoule une quantité insignifiante de liquide séro-purulent ; la présence près de l'angle de la mâchoire d'un espace large comme une pièce de deux francs, fluctuant, à peau violacée et amincie ; la persistance du trismus et des douleurs. — Le diagnotic d'actinomycose, soupçonné, est confirmé par l'examen du pus.

Opération le 17 janvier : incision le long du rebord du maxillaire inférieur, sur la partie fluctuante. Ecoulement d'un liquide louche, mêlé de sang, contenant une dizaine de petits grains jaunes. Curetage des fongosités. On ne trouve qu'une infiltration dure de tous les tissus de la région et du périoste. L'os n'est pas dénudé. Sa surface est normale. Une sonde cannelée, puis un drain, sont introduits par la première incision, de M. Poncet. Ils sortent par l'incision nouvelle en glissant le long de la branche montante du maxillaire. Aucun liquide ne coule du trajet ainsi formé.

Les jours suivants, à la suite de l'intervention, et sous l'influence d'un traitement ioduré intense (5, 7 et 9 gr.), le phlegmon temporo-maxillaire avait presque complètement disparu ; mais le malade, devenu profondément cachectique, souffrant toujours dans la sphère du trijumeau, ayant aussi de la parésie du facial par compression des nerfs dans la gangue inflammatoire, succombait le 23 février, ayant présenté dans les derniers jours divers accidents (somnolence, vomissements, etc.), laissant supposer une lésion cérébrale, probablement aussi de nature actinomycosique. Opposition à l'autopsie.

OBSERVATION VI

Actinomycose de la face. — Joue et région temporo-maxillaire gauches. — Traitement ioduré. — Guérison. — (Poncet, *Mercredi médical*, 19 juin 1895 ; *fig. 4 et 5*).

M. A. P..., de Villefranche-sur-Saône (Rhône), 54 ans, architecte. Vigoureux. Pas d'antécédents morbides, pas de syphilis.

Début de la maladie en novembre 1893 par une inflammation douloureuse des gencives au niveau des dernières molaires infé-

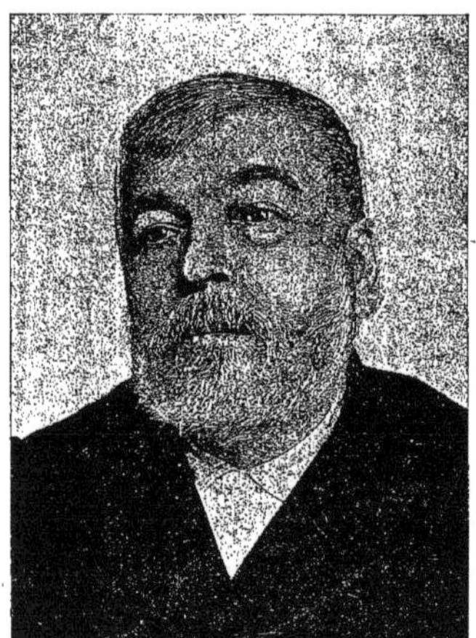 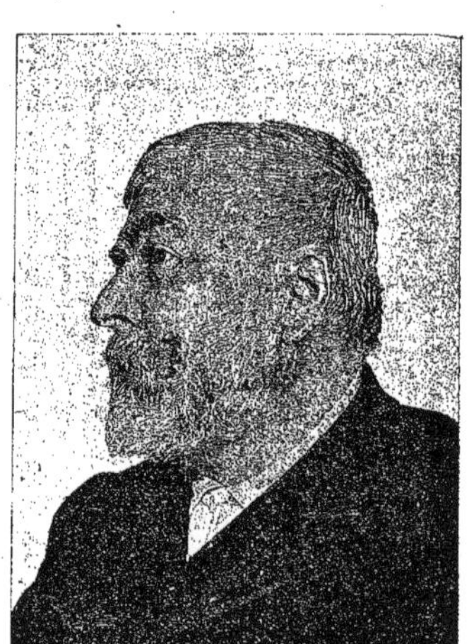

Fig. 4   Fig 5.

Actinomycose de la joue et de la région temporo-maxillaire gauches. Lorsque le malade a pu être photographié, seulement le 19 février dernier, la lésion qui remontait à 15 mois (novembre 1893) avait été profondément modifiée par une médication iodurée énergique commencée en novembre 1894. La tuméfaction avait, d'après le Dr Guyot qui donnait ses soins au malade, diminué au moins des trois quarts.

rieures gauches, saines. Cette périostite alvéolo-dentaire survint sans cause appréciable. Plus tard, lorsque l'affction ne laissait plus de doute sur sa nature, on apprit du malade qu'il avait. l'habitude de mâchonner fréquemment des brins d'herbe et de paille. Douleurs très vives. Trismus très prononcé. Le 5 décembre, ouverture spontanée de la tuméfaction gingivale au niveau de la dernière molaire et écoulement d'un liquide séro sanguinolent. Peu de pus. Dès lors, les douleurs disparurent; mais le gonflement de la région et le trismus persistèrent. Le malade reprit ses occupations.

Il ne fut revu qu'en août 1894 par le Dr Guyot. Le gonflement avait beaucoup augmenté. Une tuméfaction dure, très apparente, sans changement de coloration de la peau à son niveau, existai vers l'angle de la mâchoire. Toujours trismus. On songe à une ostéo-périostite de la branche montante et on prescrit 1 gr. d'iodure de potassium par jour. Après trois semaines, amélioration considérable de tous les symptômes. On cesse l'iodure que le malade ne peut supporter.

Le 19 septembre 1894, commence une nouvelle phase de l'affection. La tumeur grossit et s'étend, de l'angle de la mâchoire, aux régions parotidienne et mastoïdienne, occasionnant des douleurs très vives. Dure et bosselée, elle présente l'aspect d'un sarcome sur le point de s'ulcérer. Elle s'ouvrit enfin spontanément, d'abord dans le conduit auditif externe, puis autour de l'angle, en 16 endroits différents. Ces ouvertures se produisaient tous les huit ou dix jours ; elles étaient précédées de violentes douleurs et suivies d'un grand soulagement. Elles donnaient issue à une faible quantité de liquide séro-purulent contenant de petits grumeaux de matière jaune. Elles se cicatrisaient dans l'espace de trois ou quatre jours sans laisser de trace ; une seule fistule persista pendant quinze jours. A aucun moment il n'y eut élimination de séquestres. On pensa alors à l'actinomycose et on reprit un traitement énergique par l'iodure (4 gr. par jour), que le malade toléra bien cette fois. Cinq mois après, il était complètement guéri (20 avril 1895). Très pusillanime, il avait refusé toute espèce d'intervention chirurgicale qui aurait certainement avancé la guérison.

OBSERVATION VII

Actinomycose du menton et du maxillaire inférieur. — (Legrain,
Annales de Dermatologie, juillet 1895).

Femme kabyle de 25 ans, bouchère près de Bougie. Début
en 1892 par ulcération dans le sillon gingivo-labial près des
incisives inférieures ; puis ulcération de la peau, douleurs dans
le maxillaire inférieur, épaississement de l'os, mobilité des
dents. En juillet 1894, une fistulette se forme au-dessous de la
canine inférieure gauche ; il s'en écoule continuellement du
pus. En novembre 1894, on constate : région du menton
augmentée de volume, portant une ulcération à bords irréguliers
et indurés, maxillaire inférieur ayant une pseudarthrose au
niveau de la deuxième grosse molaire droite due à une fracture
spontanée non consolidée, épaissi comme un œuf de poule dans
sa portion médiane, boursouflé, ramolli, se laissant déprimer en
ce point. Par la ponction on en retire le pus caractéristique de
l'actinomycose. On donne dix gouttes de teinture d'iode et
4 gr. de IK par jour ; on évacue plusieurs fois le pus par ponction et on injecte à la place 10 cc. d'une solution iodo-iodurée.

L'ulcération s'est cicatrisée, la cicatrice est devenue chéloï-
dienne, le volume du maxillaire inférieur a diminué mais la
subtance osseuse, dans sa partie médiane, ne s'est pas reformée.
Il existe à ce niveau une poche kystique pleine de liquide
séreux et entourée d'une mince couche périostique. La fracture
spontanée s'est consolidée.

OBSERVATIONS VIII à X

Meunier, de Tours. — (*Bulletin médical*, 17 juillet 1895.)

VIII. — Employé du chemin de fer habitant Tours depuis
vingt-deux ans. Il se trouvait dans un état grave, ayant depuis
quinze jours du trismus et de la salivation qui rendaient toute

alimentation impossible. La maladie avait débuté par une tuméfaction de la mâchoire qui avait été prise pour un abcès dentaire et incisée à trois reprises sans donner de pus. Le diagnostic ayant été fait par le microscope, le malade guérit rapidement par le traitement ioduré.

IX et X. — Femmes de vingt-cinq à trente ans eurent, de même, tuméfactions de la mâchoire prises d'abord pour des abcès dentaires et incisées. Dans le pus on trouva des grains d'actino-myces. Guérison rapide par l'iodure de potassium.

OBSERVATION XI

Actinomycose de la face. — Guérison par le traitement ioduré.
(Dubreuilh et Frèche, *Ann. de dermatologie*, sept. 1895.)

Catherine M..., 25 ans. Vit à la campagne. Début par gêne dans les mouvements de la mâchoire surtout au niveau de l'articulation temporo-maxillaire gauche. Deux mois après, apparition dans cette région d'une tumeur comme un petit pois, qui a grossi rapidement depuis la fin de décembre 1893.

Au commencement de mai 1894, on note à la clinique : Exis-tence d'un placard légèrement rouge, de consistance ligneuse, occupant toute l'épaisseur des parties molles de la joue gauche, semblant faire corps avec les parties osseuses sous-jacentes et surplombé inférieurement, vers l'angle de la mâchoire, d'une tumeur molle et fluctuante, grosse comme un œuf de poule, à peau amincie et violacée, sphacélée en un point. Par la bouche, on constate, près de la commissure gauche des lèvres, une petite tumeur, comme une amande, située dans l'épaisseur de la joue et indépendante du placard principal. Peu ou point de douleur spontanée. Trismus. Pas de ganglions. Dents cariées à gauche.

Le 18 mai, la tumeur s'ouvre au niveau du point sphacélé. Par deux trajets fistuleux sortent des fongosités violacées, un

suintement continu et clair, un peu de pus contenant des grains
jaunes où l'examen miscroscopique montre l'actinomycose.

Traitement : IK, 2 grammes par jour. Le 15 juin la tumeur a
diminué de moitié, le 29 toute trace d'induration a disparu. La
malade est perdue de vue.

OBSERVATION XII

Actinomycose de la face : région du maxillaire inférieur gauche.
(Dubreuilh et Frèche : *Annales de dermatologie*, septembre 1895).

X..., 18 ans, forgeron, vient à la clinique en juin 1894.

Vers la partie médiane du maxillaire inférieur gauche existe
une tumeur, comme un œuf de pigeon, rouge et fluctuante. Elle
repose sur un placard induré, situé dans l'épaisseur de la joue.
Ce placard déborde la tumeur de deux centimètres environ, de
tous côtés, et semble être en continuité en bas avec le maxillaire.
Ce dernier est augmenté de volume dans ses deux tiers inférieurs.
Dents mauvaises, surtout à gauche. Pas de douleur spontanée
ou provoquée. La ponction de la tumeur donne issue à du pus
contenant de petits grains jaunes. L'examen montre des actinomyces. Le malade n'est pas revenu à la clinique.

OBSERVATION XIII

Actinomycose des régions maxillaire inférieure et sus-hyoïdienne
gauches. — Traitement ioduré. — Guérison. (Dubreuilh et Frèche,
Annales de dermatologie, septembre 1895.)

G. M..., 44 ans, cultivateur du Périgord.

Développement, il y a quatre ou cinq mois, d'un premier
placard induré au niveau de la partie moyenne du maxillaire

inférieur gauche, d'un second, quelque temps après, au niveau
de la région sus-hyoïdienne correspondante. Ils augmentent
progressivement de volume.

Actuellement *(1ᵉʳ août 1894)* lèvre inférieure rouge, d'aspect
lymphatique, de consistance pâteuse, portant à la face interne
cinq ou six papules, dures et blanches, grosses comme une tête
d'épingle. Trajet fistuleux vers le milieu de la joue donnant
issue à un liquide louche et visqueux. Tumeur ovalaire de six
centimètres sur deux, à cheval sur le maxillaire inférieure
adhérente à l'os, ayant donné du pus et en donnant encore à la
pression par un trajet fistuleux situé à la partie inférieure. Ce
pus contient quelques grains jaunes. A la région sus-hyoïdienne
existe une autre tumeur, comme un abricot, adhérente profondément, avec peau normale. Maxillaire augmenté de volume.
Dents très mauvaises. Pas de douleurs. Pas de ganglions. Traitement : IK, 3 grammes par jour. Le 23 août le malade est
considérablement amélioré : l'empâtement sous-maxillaire a
disparu, les trajets fistuleux se sont fermés. Quelques jours
après, la guérison est définitive.

OBSERVATION XIV

Actinomycose de la face et du cou. Guérison par l'iodure de potassium
(Dubreuilh et Flèche, *Annales de dermatologie*, septembre 1895.)

M. A..., 42 ans, employé de bureau. Le 12 octobre 1894
apparut, au niveau de la parotide gauche, une tuméfaction qui
gagna bientôt la région sous-maxillaire, s'étendant, en avant,
jusque vers la ligne médiane, en bas, jusqu'au niveau de la
partie inférieure du thyroïde, en arrière, jusqu'à la partie postérieure du sterno-mastoïdien. Peau rouge et tendue. Le malade
avait de la fièvre. D'une incision faite au niveau de l'angle de
la mâchoire il ne s'écoula que du sang. En même temps, gène
de la déglutition et douleurs de gorge qui disparurent cinq à six

jours après, à la suite de l'expulsion spontanée, par la bouche, d'une assez notable quantité de pus. Au bout de quelque temps, les phénomènes inflammatoires ayant cessé, il se fit deux trajets fistuleux, l'un au-dessus de l'incision, l'autre au niveau de la corne gauche de l'os hyoïde. Ils donnaient issue à du pus et à un liquide filant, visqueux et clair.

Actuellement (*15 janvier 1895*), empâtement dur et bien limité de la région sous-maxillaire ne faisant pas corps avec l'os. Tumeur comme une noisette, rouge violacé, moins dure que les parties profondes, vers l'angle de la mâchoire. Au-devant de la corne gauche de l'hyoïde, saillie, comme un pois, molle et fluctuante ; excisée, il en sort du pus contenant trois ou quatre corpuscules jaunes ; par l'orifice, un stylet pénètre jusqu'à trois centimètres et demi de profondeur. Gêne des mouvements de la tête et du cou. Pas de ganglions. Pas de douleurs. La dent de sagesse inférieure gauche, cariée, a été extraite. Traitement : IK, 3 grammes.

Après le développement, à deux reprises différentes, les 3 et 9 avril, dans la région cervicale, de tumeurs inflammatoires accompagnées de vives douleurs et ayant nécessité l'incision par où s'écoulait du pus crémeux, tenant en suspension des grains jaunes, l'état local peu à peu s'améliore et le 10 août la guérison est complète. Il ne reste plus que la cicatrice des deux fistules.

OBSERVATION XV

Actinomycose de la région temporo-maxillaire droite. Traitement ioduré. Guérison. (Dubreuilh et Frèche, *Annales de dermatologie*, septembre 1895.)

Lucie L...., 19 ans, tailleuse, six jours après l'apparition de violentes douleurs de tête revenant tous les soirs à la même heure, a vu survenir, au niveau de l'os malaire droit, une petite grosseur, comme un pois, dure et indolente, qui augmenta peu

V. Besse.   8 à peu de volume et s'accompagna d'un œdème inflammatoire de toute la joue *(20 mai 1895)*. A la suite de l'extraction de deux dents au maxillaire supérieur, les douleurs cessèrent, l'œdème s'atténua.

Actuellement *(5 juillet 1895)* il existe au-devant du malaire droit un placard dur, ligneux, adhérent à l'os en haut, libre à la partie inférieure située dans l'épaisseur de la joue jusqu'à mi-joue. En son milieu, il est surmonté d'une petite saillie hémisphérique à peau rouge violacé et amincie. Léger picote ment à la pression. Ganglion préauriculaire. La malade est atteinte de psoriasis généralisé.

Le 12 juillet, la petite saillie s'ulcère et laisse couler du pus, mêlé de sang et contenant de nombreux grains actinomycotiques. Traitement : IK, trois grammes par jour. — Peu à peu l'induration s'assouplit et diminue, et le 10 août il ne reste plus, au niveau de l'os malaire, qu'un petit placard de deux centimètres de large, surmonté d'une petite saillie comme une lentille, molle et fluctuante.

OBSERVATION XVI

Actinomycose de la joue droite. (Dubreuilh et Frèche, *Annales de dermatologie*, communiquée par le Dr Picot.)

A...., 25 ans, agriculteur. A l'habitude de se débarrasser les dents des détritus alimentaires avec des bouts de paille ; il s'est fait quelquefois saigner ainsi les dents.

Il y a deux ans et demi, fluxion de la partie inférieure de la joue droite consécutive au plombage d'une dent cariée. Cette fluxion se termina par un abcès qui s'ouvrit dans la bouche, mais pas définitivement, car d'avril 1893 à juin 1894, le malade présenta, toutes les deux ou trois semaines, un nouveau gonflement aigu suivi, chaque fois, de l'ouverture d'un abcès dans la cavité buccale. En juin 1894, un docteur ayant prescrit de l'iodure de potassium (2 grammes par jour), à titre d'essai thérapeutique, l'amélioration fut telle que, au bout de quinze jours, le malade cessa le traitement. En mars 1895, nouveaux abcès ; la peau de la joue s'ulcère et se creuse de trajets fistuleux, d'où sort de la matière purulente tenant en suspension des grains jaune soufre. En juin, on diagnostique actinomycose et on donne de nouveau de l'iodure (2 grammes).

Actuellement, peau de la joue rouge et livide par endroits, surtout au niveau de la branche descendante du maxillaire inférieur droit. Orifices fistuleux. Région dure, rénittente, de consistance variable : sensation de fausse fluctuation en certains points ; d'autres au contraire semblent, par leur dureté, accuser de petites tumeurs incluses dans la profondeur. Trismus. Les grains jaunes, vus au microscope, sont actinomycotiques.

Traitement : IK, 3 grammes pas jour, en augmentant d'un gramme chaque semaine jusqu'à 5. Malade en traitement.

OBSERVATIONS XVII à XX

(Rapportées in thèse Monestié, Paris, 1895) — succintement résumées

XVII. — Tisserand de 22 ans, de Fives-Lille (Nord), Actinomycose de la joue droite. Douleurs très vives dans la moitié correspondante de la face. Ouverture spontanée de la tumeur suivie de la diminution des douleurs. Grains jaunâtres actinomycétiques dans le pus. Traitement : 2 grammes par jour d'iodure de potassium à l'intérieur ; application sur la joue de pommade iodurée. Guérison en trois mois et demi.

XVIII. — Ménagère de 36 ans, de Meurchin (Pas-de-Calais). Tumeur actinomycosique de la région sous-maxillaire droite, non adhérente à l'os qui est sain. La pression en fait sourdre un peu de pus séreux contenant les grains jaunes caractéristiques.

Ganglions dans la gaine du sterno-mastoïdien — Traitement
ioduré interne et externe. Curetage des tissus malades.
Guérison en trois mois et demi.

XIX. — Soigneuse de 18 ans, habitant Wattrelos (Nord) ; a
eu mâché de la paille et fait usage de pain grossier. Mauvaise
dentition. A la suite d'un abcès de la gencive, apparition près
du bord inférieur du maxillaire inférieur droit d'une tumeur,
progressivement croissante, non adhérente à l'os qui est sain.
Dans le pus qui s'en écoule on trouve les grains spécifiques.
Traitement interne et externe par l'iodure de potassium.
Guérison en quatre mois.

XX. — Menuisier de Lille, 28 ans. Tumeur ovoïde de la partie
moyenne du maxillaire droit adhérente en arrière à l'os sous-
jacent. Touffes d'actinomyces dans le pus. Ganglion sous-
maxillaire. Carie de deux molaires inférieures droites. Iodure de
potassium : 2 grammes ; badigeonnage à la teinture d'iode ;
injection de quelques gouttes de cette teinture dans la tumeur.
Le malade ayant cessé deux mois ce traitement, les lésions ont
empiré ; l'os est légèrement atteint. Reprise de l'iodure. Malade
en traitement.

OBSERVATION XXI

Actinomycose de la joue et de la région massetérine gauches. (De
M. le Dr Guillemot. Communiquée par M. Poncet à l'Académie de
médecine, séance du 22 octobre 1895.)

X..., 23 ans, originaire de Mayorque, n'a jamais vécu avec
les animaux domestiques, ni cultivé la terre ; il fait le commerce
des fruits du Midi.

A la fin du mois de mai 1895, aidant un marchand forain à
dresser un éventaire, la traverse horizontale, supportée par
deux piquets, qui retient la bâche, l'aurait heurté à la joue

gauche et un peu de gonflement serait survenu au point contu-
sionné. Tel aurait été le début de son affection. Mais ce n'est
que deux mois après que le malade a commencé à souffrir, ses
douleurs sont vite devenues excessivement vives.

4 août. — On constate à l'examen : à gauche de la face, dans
la région génienne intermaxillaire, immédiatement en dehors
du sillon naso-labial, une tuméfaction fluctuante du volume
d'un noyau de pêche ; elle a des contours irréguliers avec un
prolongement qui empiète en avant sur le sillon naso-labial et
le dépasse en haut dans la direction de la branche montante du
maxillaire. Actuellement ses parois ne présentent ni érosions,
ni fistules ; cependant le malade déclare que, à plusieurs
reprises, pendant les jours qui ont précédé, il a fait sourdre par
la pression de la collection quelques gouttes de sanie sanguino-
lente. Cette collection peut être explorée par la cavité buccale et
saisie entre deux doigts. L'haleine est fétide. Les dents du côté
gauche, y compris les incisives sont presque toutes découronnées
mais le malade affirme n'en avoir jamais souffert. Les gencives
sont enflammées et fongueuses (le malade se faisait, depuis quelques jours, des applications, sur la tumeur, d'onguent mer-
curiel).

Outre la collection fluctuante ci-dessus décrite, on constate
encore : 1° un empâtement élastique sur la moitié antérieure
du masseter ; 2° une légère tuméfaction de la branche montante
du maxillaire ; 3° à la face interne de la joue, en arrière du
point où se rejoignent les sillons alvéolaires géniens, supérieur
et inférieur, le doigt reconnaît quelques tractus au niveau des-
quels la muqueuse manque de souplesse et qui pourraient
laisser supposer que des fistules ont existé ou existent encore à
ce niveau.

A la région cervicale, on trouve, à droite, une tumeur sous-
cutanée, arrondie, rénittente et indolore, située à mi-hauteur et
en dehors du sterno-mastoïdien et mobile au-devant de lui ; on
suppose que c'est un kyste. Le malade s'est aperçu de sa présence depuis deux ans.

De la collection fluctuante de la joue gauche, à peau amincie
et en imminence de sphacèle, il ne s'écoule rien à la ponction ;
mais, une fois ouverte à la lancette et fortement comprimée,
elle laisse échapper une partie de son contenu, très visqueux,
mêlé de sang et présentant quelques grains blanchâtres (plutôt
que jaunes). On essaie de laver l'intérieur de la tumeur en
injectant une solution phéniquée. Le surlendemain *(26 août)*,
le malade se trouve soulagé.

2 septembre. — Les douleurs ont reparu plus vives. Par la
pression de sa collection le malade a parfois fait sourdre des
grains jaunes, de grosseur inégale, isolés ou groupés par petits
paquets. On ponctionne de nouveau à la lancette : issue d'un
contenu visqueux contenant deux de ces grains. On songe à
l'actinomycose et on prescrit de l'iodure de potassium à l'intérieur.

Sous l'influence de ce traitement, les douleurs ont disparu
rapidement, elles ne se sont plus montrées depuis.

2 octobre. — Envoi au laboratoire du professeur Poncet du
produit recueilli par une nouvelle ponction de la collection à la
lancette. Le diagnostic d'actinomycose est confirmé par l'examen
microscopique (Dor).

5 octobre. — Au niveau de la tumeur située à mi-hauteur du
sterno-mastoïdien droit, que l'on avait d'abord supposée de
nature kystique, la peau présente une coloration phlegmoneuse ;
elle est chaude ; les contours de la tumeur sont diffus ; le centre
est déjà ramolli. Peu de douleur. A l'incision de cette tumeur
que l'on reconnait maintenant faire partie de la peau, on voit
apparaître des paquets de masses jaunes, véritablement énormes,
mêlées de sang, les unes friables, les autres agglutinées et
comme rattachées entre elles par l'intermédiaire d'une fausse
membrane, d'aspect aréolaire. Les tissus du derme en sont
infiltrés ; la coupe de la peau paraît farcie de trouées jaunâtres
que la curette ne parvient pas à détacher. Une partie de ces
masses jaunes est envoyée au laboratoire de M. le Dr Poncet. —
Le malade est encore en traitement ; il paraît devoir guérir.

OBSERVATION XXII

Actinomycose de la région temporo-maxillaire droite. — Propagation
aux régions voisines. — Forme rebelle : sept interventions chirurgicales, médication iodurée. (Communiquée par le professeur
Poncet à l'Académie de médecine ; séance du 22 octobre 1895,
fig. 6 et 7).

Cr..., Jean, 26 ans, cultivateur à Paugres (Ardèche). Entré le
11 juin 1895 à la clinique de M. le professeur Poncet.

Pas de syphilis. Fièvre scarlatine il y a quatorze mois ; elle
aurait laissé à sa suite quelques bourdonnements dans l'oreille
droite.

Le début de l'affection actuelle remonte à huit mois. Il fut
caractérisé par des douleurs vives du côté des dernières
molaires droites du maxillaire inférieur quoique jusqu'à ce
jour le malade n'eût pas éprouvé de maux de dents et alors que
ses dents lui paraissaient saines. En même temps, apparaissait
une tuméfaction de la joue correspondante empiétant également
sur la région sous-maxillaire. On crut à un abcès d'origine
dentaire et on pratiqua l'extraction de l'avant-dernière molaire.
Le gonflement ne rétrocéda pas, et peu de temps après, deux
ouvertures spontanées se produisaient au-dessous de l'angle
inférieur de la mâchoire, dans la région sous-maxillaire et pré-
mastoïdienne. Le malade fut alors soulagé et trois semaines
après leur formation, les fistules, taries, se cicatrisèrent.
Le gonflement diminuait d'une façon appréciable. Un mois
après, apparition d'une nouvelle fistule qui sembla également
se cicatriser au bout d'une dizaine de jours.

Enfin, il y a un mois et demi, alors que l'état local était à peu
près stationnaire, survenaient des phénomènes douloureux du
côté de l'oreille et de la fosse temporale. Ces douleurs, particu-
lièrement vives, coïncidaient avec une tuméfaction de toute la
fosse temporale, revenaient par accès, surtout la nuit, s'irradiant

du côté de la tête, vers l'occiput. En même temps, le gonflement de la joue augmentait ; le trismus qui avait débuté dès les premiers jours s'accentuait.— Quatre à cinq mois après le début de tous ces accidents, un abcès s'ouvrit du côté de la bouche, donnant issue à du pus. Cette ouverture apporta au malade un soulagement notable.

11 juin. — A son entrée, l'état local n'a pas subi une grande transformation. Le trismus est aussi accentué, rendant l'alimentation très difficile. Perte d'appétit ; sueurs nocturnes ; un peu de diminution des forces ; pas de toux.

M. Rollet, remplaçant M. le professeur Poncet, croit à un phlegmon simple d'origine dentaire avec adénite sous-maxillaire. Il agrandit les fistules existantes sous l'anesthésie, les excise, les curette et les draine. Une incision pratiquée jusqu'à l'os, sur la partie la plus saillante de la tuméfaction, près de la naissance de l'arcade zygomatique, conduit sur des tissus scléreux, non suppurés, et ne donne issue qu'à du sang.

16 juin. — Détente dans l'état local à la suite de l'intervention. Le malade retourne dans son pays.

30 juin. — Le malade revient, se plaignant de souffrir beaucoup depuis quelques jours, accusant des douleurs irradiées dans la moitié droite du crâne, surtout dans la fosse temporale dont l'empâtement s'est notablement accrû. Une fluctuation très nette existe à ce niveau ; la pression y est douloureuse. Persistance du trismus, petit ganglion sous le tragus. Les points curetés par M. Rollet sont actuellement cicatrisés. Le malade crache un liquide séro-purulent qui rend sa salive épaisse et blanchâtre. Ce pus lui semble venir de sa bouche, du côté malade.

1ᵉʳ juillet. — En pressant sur les fistules, M. Dor en fait sourdre un peu de sérosité au milieu de laquelle il recueille un grain jaune caractéristique. Le diagnostic d'actinomycose, auparavant porté par M. Poncet, se trouve ainsi confirmé.

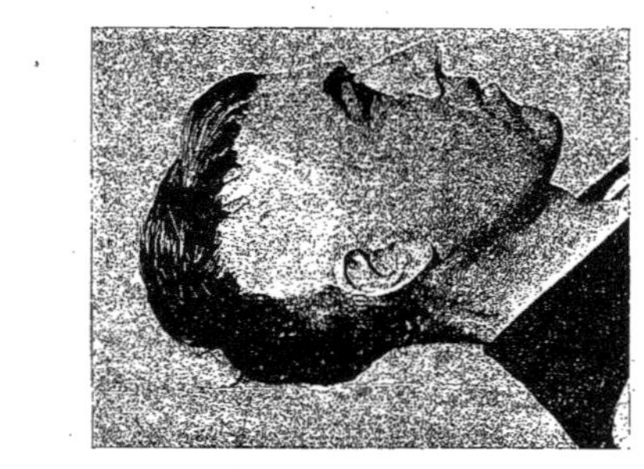

Fig. 6

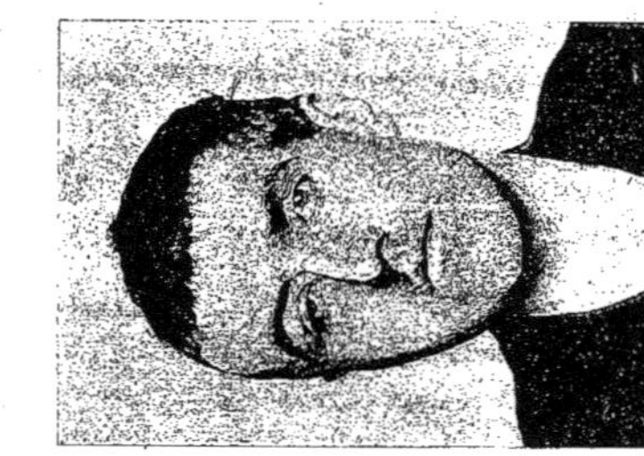

Fig. 7

2 juillet. — Incision de la tumeur fluctuante ; issue de beaucoup de sang et de quelques stries purulentes contenant des grains jaunes. Les parois de l'abcès sont tapissées d'une masse fongueuse, d'apparence xanthélasmique. On les curette ainsi que deux fistules cervicales dont la profondeur est très grande. On commence le traitement par l'iodure de potassium (4 grammes par jour).

11 juillet. — Incision de deux petits abcès siégeant l'un sous la paupière droite, l'autre au niveau de la portion moyenne de la joue correspondante.

21 juillet. — Incision d'un abcès assez volumineux derrière l'oreille droite. Il existe deux points tuméfiés et douloureux sur la joue.

25 juillet. — Anesthésie. Ouverture large de tous les foyers par M. Curtillet qui pratique cinq incisions différentes. Dans tous les foyers ainsi ouverts puis raclés et touchés à l'eau phéniquée forte, se trouve une couche épaisse de tissu grisâtre, infiltré de granulations blanchâtres. Elle forme sous la peau une sorte de gâteau s'étendant d'une façon à peu près uniforme dans les régions massetérine, parotidienne, malaire, temporale, sus-auriculaire et pariétale, du côté droit. Elle donne au palper une sensation de résistance analogue à celle d'un œdème chronique très dur. Pour râcler tous ces tissus pathologiques, il faudrait véritablement scalper toute une moitié de la face ; on s'est contenté d'inciser les points les plus ramollis.

21 août. — Après une période d'amélioration apparente, la situation s'est de nouveau aggravée. La tuméfaction de la face s'est reproduite et a gagné du côté de la tête dépassant en arrière la région pariétale. Nouvelle intervention en quatre points différents ; l'os est trouvé dénudé dans la région pariétale.

18 septembre. — Amélioration notable.

6 octobre. — Nouvelle opération : incision d'abcès, curetage. La curette amène des masses fongueuses parsemées de petits points gris jaunâtre.

Quelques jours après le malade est envoyé à l'asile de convalescents de Longchène.

24 octobre. — Le malade revient de Longchène. L'état local s'est notablement amélioré ; la suppuration s'est tarie mais il reste un gonflement notable.

On n'aurait pas continué à Longchène le traitement par l'iodure. C'est là qu'auraient débuté des douleurs dans les membres inférieurs (sciatique?) dont il se plaint aujourd'hui.

7 novembre. — Ces jours derniers le malade a eu un peu de fièvre (38°6). Il a présenté de l'agitation et une succession de crises délirantes. Tête en arrière. Opisthotonos. Les pupilles étaient hier très dilatées. On donne depuis deux jours du chloral (8 et 5 gr.).

Ce matin, période d'accalmie : les crises ont cessé. L'opistothonos persiste. Quelques mouvements toniques. Pas de signes de paralysie aux membres. Le malade se couche toujours du côté droit. Il répond bien quand on lui cause mais il est un peu somnolent, a de l'anxiété et se dit très fatigué. La face présente une rougeur vineuse diffuse, bilatérale; on en fait une éruption chloralique.

Tout porte à croire à l'existence probable d'un foyer actinomycosique dans les méninges. On doit craindre un dénouement fatal à bref délai.

Le malade ne se soucie pas d'une nouvelle intervention. On reprend le traitement par l'iodure (4 gr.).

OBSERVATION XXIII

Actinomycose de la région temporo-maxillaire gauche. (Due à l'obligeance de M. le professeur agrégé Jaboulay.)

Gir..., Jean-Baptiste, entré au commencement d'octobre 1895, occupe le n° 12 de la salle Président Carnot. Il est né à Craponne sur Yerzon (Loire) et exerce la profession de meunier. Il a l'habitude pendant son travail de porter à sa bouche des grains de céréales et de les mâchonner.

On constate au niveau de l'arcade zygomatique une formation bourgeonnante non ulcérée, mais surmontée de trois petits points ramollis. On obtient de la fluctuation. Masse rétro-maxillaire assez dure. OEdème inflammatoire de la joue. Trismus très accentué. L'exploration de la bouche ne révèle rien d'apparent.

Le diagnostic d'actinomycose porté par M. Jaboulay est confirmé par la présence de grains jaunes, caractéristiques au microscope, dans le pus retiré par ponction de la collection fluctuante. On vide et on curette cette dernière. On donne quatre grammes d'iodure à l'intérieur.

Le 22 octobre le malade quitte l'hôpital un peu amélioré. Il continuera chez lui le traitement par l'iodure.

CHAPITRE III

De l'actinomycose en France

Il y a quelques années à peine, l'actinomycose humaine
était inconnue en France. On la disait au contraire très
commune en Allemagne, en Autriche et en Russie ; on
l'avait signalée en Suisse, en Hollande, en Angleterre et
en Danemarck : en dehors de l'Europe, le Canada, l'Aus-
tralie, le Brésil et l'Egypte n'en étaient point indemnes.

Le premier cas diagnostiqué chez nous sur le vivant
date de 1888 : il est de Nocard et Lucet qui le communi-
quèrent à cette époque à l'Académie de médecine. Toutefois, avant ces auteurs, et dès 1853, Robin et Laboulbène avaient publié trois observations, chez l'homme,
d'une affection particulière qui, d'après la description et
la figure jointe au texte, semble bien se rattacher à l'actinomycose ; dans ces observations, ce dernier mot n'était
pas prononcé. Quatre ans plus tard, Lebert trouvait également, dans le pus d'un abcès de la paroi thoracique, des
grains jaunes actinomycétiques dont la nature resta de

lui méconnue. On ignorait encore en effet à cette époque l'existence du parasite que devaient découvrir ou du moins décrire plus tard, hors de France, Sébastian Rivolta, Bollinger et Perroncito.

Après la communication de Nocard et Lucet, d'autres cas français d'actinomycose furent publiés et observés. Doyen rencontrait deux fois l'affection en 1891, chez un jardinier de Laon et dans les Ardennes. La même année, Darier, Legrain et Choux la signalaient encore. En 1892 et 1893, le nombre des cas allait relativement croissant, grâce aux faits cliniques apportés par Guermonprez, Poncet, Pollosson, Rochet, Dubreuilh, Meunier et Netter ; tant et si bien que, au début de 1894, notre camarade le Dr Jirou, réunissant tous ceux dont la nature était indiscutable, pouvait en rassembler 14 cas dans son travail inaugural. Deux fois l'actinomycose était thoracique (Poncet, Netter) ; une fois elle siégeait au membre inférieur gauche ; les autres cas appartenaient à la forme cervico-faciale.

L'étude de tous ces faits au point de vue de leur répartition géographique et des rapports qu'ils pouvaient avoir avec l'actinomycose chez les animaux amenait le Dr Jirou aux conclusions suivantes : rareté relative mais réelle de l'actinomycose en France, coïncidant avec une même rareté, signalée par Nocard, de l'actinomycose bovine ; existence probable de foyers endémo-épidémiques où elles sévissent l'une et l'autre avec plus d'intensité qu'ailleurs, ces lieux d'élection (Nord, Aisne, Savoie, Bugey) étant, pour la plupart, limitrophes des pays voisins (Suisse, Belgique) qui seraient beaucoup plus riches que le nôtre en fait d'actinomycose.

Nous avons réuni dans le chapitre précédent tous les faits d'actinomycose cervico-faciale publiés en France depuis 1894. Nous en rapportons, on l'a vu, 23 cas, auxquels il faut ajouter 1 cas d'actinomycose pulmonaire de notre maître, M. le professeur Poncet. Nous obtenons ainsi un total de 24 cas d'actinomycose observés en France en moins de deux ans ; et il en est certainement d'autres que nous n'avons pas retrouvés ou dont on n'a pas donné la relation.

Que doit-on conclure de tout cela au point de vue de la fréquence de l'actinomycose en France ? Devons-nous admettre que beaucoup de cas ont passé jadis inaperçus, ou bien faut-il croire que l'actinomycose, exceptionnelle jusqu'à ces dernières années, est devenue subitement plus fréquente et que nous assistons à une invasion de cette maladie dans notre pays ?

Une considération découle de tous les faits rassemblés par nous ou dans la thèse de Jirou. Sur 12 cas d'actinomycose rencontrés à Lyon, 9 ont été observés par M. le professeur Poncet ; un 10e a été diagnostiqué par son chef de laboratoire dans un autre service où on l'avait ignoré. A Bordeaux, sur 7 cas, 6 sont constatés par M. Dubreuilh ; les 4 de Tours sont de Meunier.... Nous pensons qu'il serait fort illogique de croire que les faits d'actinomycose n'existent que dans les services et la clientèle de ces médecins ou du moins s'y trouvent en de bien plus fortes proportions que parmi les malades de leurs confrères qui exercent à côté d'eux. Il est plus probable que si l'actinomycose est, par eux, plus souvent observée, c'est qu'ils songent à son existence et procèdent méthodiquement aux recherches microscopiques seules capables d'assurer son diagnostic. Cette simple constatation suffit à établir que souvent l'actinomycose passe inaperçue précisément parce qu'on ne songe pas assez à elle.

La même conclusion découle aussi du fait suivant. Les malades français porteurs de lésions actinomycosiques viennent de plusieurs départements plus ou moins éloignés les uns des autres (Ain, Loire, Rhône, Savoie, Ardennes, Aisne, Nord, Pas-de-Calais, Indre-et-Loire, Puy-de-Dôme, Seine, Gironde, Basses-Pyrénées, etc., etc.). N'y a-t-il pas là une bonne raison pour qu'on rencontre l'actinomycose ailleurs, dans les autres départements, si l'on veut bien l'y rechercher ?

Les faits cliniques, tous les ans augmentent de nombre ; il ne faut pas imputer cela à une progression de la maladie, chez nous. On la connaît chaque jour de mieux en mieux ; voilà pourquoi on la rencontre chaque jour davantage. La proportion grandira sans doute encore au fur et à mesure que s'étendront les investigations.

En somme, l'actinomycose est plus fréquente en France qu'on ne l'a dit et notre pays n'est pas privilégié. La preuve en est fournie par la comparaison des statistiques rassemblées par M. le professeur Poncet, bien qu'elles soient peu comparables, vu l'ignorance où l'on se trouve des données que chacune d'elles utilise.

Sehlange nous apprend que, à la clinique de M. le professeur Bergmann, à Berlin, il y a eu, en six ans, 120 cas d'actinomycose, soit une moyenne de 20 cas annuels.

A Vienne, à la clinique d'Albert, on a vu 54 cas dans le même laps de temps ; soit 9 par an.

A la clinique de Gœttingue, Lührs en observe à peu près 3 par an.

La totalité de ceux observés en plusieurs années, par Esmarch à Kiel s'élève à 14 ; Linden à Bonn n'a trouvé que 3 cas ; Guder, dans toute la Suisse, jusqu'en 1891, 19 cas.

Il résulte des recherches bibliographiques de M. Dor, qu'en 1893, on n'avait publié que 5 cas en Danemark, 3 en Hollande.

Or, à Lyon, où l'on recherche l'actinomycose, 12 cas ont été vus, dont 8 dans une même clinique, en deux ans ; à Bordeaux, dans le même espace de mois, Dubreuilh en rencontre 6 dans son service. Et la totalité des faits observés en France jusqu'à ce jour s'élève à près de 40.

Les conclusions suivantes s'imposent donc pour M. le professeur Poncet et pour nous :

L'actinomycose doit être aussi fréquente en France que dans les autres pays (Hollande, Suisse, Danemark, Allemagne du Sud, etc.) à l'exception de l'Autriche et du Brandebourg. On en trouve six fois plus à Berlin qu'à Lyon ; à Vienne trois fois plus seulement.

Avec notre maître, M. le professeur Poncet, nous faisons un appel à tous les chirurgiens français. L'actinomycose existe chez nous autant qu'ailleurs ; au moins, dans de plus fortes proportions que celles données jusqu'ici. Un peu moins méconnue qu'autrefois, elle l'est encore trop ; on doit à la patrie et à l'humanité de mieux la rechercher pour la guérir.

CONCLUSIONS

La forme cervico-faciale de l'actinomycose est de beaucoup la plus fréquente. Nous trouvons en effet la proportion de 55 0/0 environ signalée par les auteurs étrangers, et, d'après notre propre statistique portant sur les 38 cas publiés en France dont 12 dans la région lyonnaise, nous notons 35 cas d'actinomycose cervico-faciale. Nous en trouvons 9 cas parmi les 10 malades de M. le professeur Poncet.

D'après le siège initial des lésions, il nous paraît exister deux types cliniques bien nets des lésions actinomycosiques occupant la région cervico-faciale.

Dans une première forme, l'affection se développe au niveau des joues, du cou, etc., et la maladie, d'apparence plus ou moins superficielle, est localisée dans les parties molles.

Dans une deuxième variété, qui, à en juger par les observations lyonnaises, serait notablement plus fréquente c'est au niveau de l'angle inférieur de la mâchoire, de la branche montante du maxillaire et bientôt de la fosse temporale qu'apparaissent le gonflement et la tuméfaction d'origine parasitaire. C'est à cette variété des manifestations actinomycosiques que M. Poncet donne, d'après son siège, le nom d'*actinomycose temporo-maxillaire*.

Cette deuxième forme clinique qui, au début surtout, est susceptible de donner le change et de laisser croire à un sarcome maxillaire plutôt qu'à une lésion inflammatoire peut affecter une allure bénigne ou maligne suivant telles circonstances que nous ignorons et qui doivent dépendre du terrain plus ou moins favorable au développement des actinomyces. C'est ainsi que nous avons vu succomber des malades malgré un traitement local énergique et l'emploi, à haute dose, de l'iodure de potassium.

D'après le début et la marche de l'actinomycose cervico-faciale, on peut encore, comme pour d'autres manifestations actinomycosiques dans d'autres régions, décrire divers types cliniques : forme aiguë, forme torpide ; et, ainsi que le fait remarquer M. Poncet, les modalités cliniques de cette maladie parasitaire sont plus ou moins assimilables à celles de la tuberculose, si variable, on le sait, dans ses manifestations.

Le siège des lésions (angle inférieur de la machoire, région temporo-maxillaire), l'existence de douleurs souvent atroces qui s'expliquent mal cliniquement, un trismus précoce et persistant, un gonflement particulier, bizarre, évoquant souvent l'idée, selon la remarque de notre Maître, plutôt d'un néoplasme que d'une affection inflammatoire, l'absence d'engorgement ganglionnaire, etc., permettent de soupçonner et de reconnaître l'actinomycose. Dans l'observation XXII que nous rapportons, nous avons vu M. Poncet établir, d'après l'ensemble de ces signes, le diagnostic d'actinomycose qui fut confirmé par l'examen du pus dans lequel son chef de laboratoire, M. Dor, trouva des actinomyces. Cette recherche du parasite doit toujours être faite méthodiquement; et l'on sait la valeur diagnostic, en clinique, des petits grains jaunes qui sont souvent, pour un œil expérimenté, caractéristiques de la maladie.

Dans le diagnostic, on n'oubliera pas que l'actinomyces est plutôt sclérogène que pyogène. Maintes fois, il est arrivé au chirurgien d'ouvrir des foyers ramollis, faussement fluctuants et d'où il ne s'écoulait que du sang. Puis, une porte d'entrée étant ainsi ouverte à d'autres infections microbiennes, la suppuration s'établissait et l'on trouvait, plus tard, dans le pus, des actinomyces.

Le pronostic varie avec le type clinique, avec le siège et l'étendue des lésions; il est subordonné à la nature et à la précocité du traitement. On n'oubliera pas que pour l'actinomycose, comme pour d'autres maladies infectieuses, le terrain joue un rôle de premier ordre; et. dans nos observations, nous avons précisément signalé une forme maligne cervico-faciale qui, malgré le traitement chirurgical et médical le plus méthodique, institué à une date relativement rapprochée, s'est terminée par la mort.

Le traitement doit-être chirurgical et médical. Il faut ouvrir largement les foyers purulents, les évider pour suivre avec la curette les fistules qui s'étendent souvent au loin dans le tissu cellulaire lâche séparant les différents organes, etc. Le traitement médical comporte l'administration de l'iodure de potassium, comme on l'a conseillé depuis quelques années, à doses variables, suivant la tolérance du sujet.

Dans notre travail, nous avons fait la statistique des cas d'actinomycose publiés en France; ils sont au nombre de 38 dont une douzaine ont été vus, depuis 1892, dans la pratique des chirurgiens lyonnais. A en juger, par les 23 cas observés en moins de deux ans et que nous rapportons, nous croyons avec M. le professeur Poncet que l'actinomycose est aussi fréquente en France que dans les autres pays.

INDEX BIBLIOGRAPHIQUE

Bécue : De l'actinomycose. (Thèse, Paris, 1892.)

Bérard : Traitement de l'actinomycose par l'iodure de potass.
(Thèse, Bordeaux, 1894.)

Bricon : De l'actinomycose. (*Progrès médical*, 1884, nᵒˢ 7 et 9.)

Cart : Contribution à l'étude de l'actinomycose chez l'homme.
(Thèse, Paris, 1890.)

— De l'actinomycose. (*Arch. gén. de méd.*, mars 1894.)

Choux : Etude clinique et thérapeutique de l'actinomycose.
(*Archives générales de médecine*, avril 1895.)

Chrétien : De l'actinomycose humaine. (*Semaine médicale*,
12 janvier 1895.)

Davaine : Comptes rendus de la Société de biologie, 1850.

Dor et Bérard : *Province médicale*, mars 1893.

Dubreuilh et Frèche: Sept cas d'actinomycose dans le Sud-Ouest.
(*Ann. de dermatologie et de syphilig.*, septembre 1895.)

Firket : L'actinomycose de l'homme et des animaux. (*Revue de
médecine*, 1884, p. 273, 320.)

Gangolphe : Traité des maladies infectieuses et parasitaires des
os. (Paris, 1894.)

Gaube : Actinomycose de la face guérie par IK. (*Union méd. du
Nord-Est*, 1894, p. 74.)

Guermonprez et Augier : L'actinomycose en Flandre. (*Gazette des
hôpitaux*, 11 février 1892.)

Guermonprez et Bécue : Actinomycose. (Paris, 1894.)

Guder : L'actinomycose en Suisse. (*Rev. médicale de la Suisse romane*, 1891, p. 741.)

Jirou : Contribution à l'étude de l'actinomycose en France. (Thèse, Lyon 1894.)

Laboulbène et Robin : Comptes rendus de la Soc. de biol., 1853.)

Legrain : Un cas d'actinomycose. (*Annales de dermatologie*, juillet 1895.)

Mandereau : De l'actinomycose. (Mémoire de 1887.)

Monestié : De l'actinomycose cutanée. (Thèse, Paris, 1895.)

Nocard : Notice sur l'actinomycose des animaux. (*Société centrale de médecine vétérinaire*, mars, 1892).

— Traitement de l'actinomycose par l'iodure de potassium. (*Recueil de médecine vétérinaire*, 1893.)

Plicque : L'actinomycose chez l'homme et les animaux. (*Gazette des hôpitaux*, 5 juillet 1890.)

Poncet et Dor : *Lyon médical*, novembre 1892.

Poncet : Un cas d'actinomycose du maxillaire supérieur. (*Lyon médical*, juin 1893.)

— De l'actinomycose humaine à Lyon. (*Gaz. hebd.*, avril 1895.)

— Sur un nouveau cas d'actinomycose de la face. (*Mercredi médical*, juin 1895.)

— Actinomycose de la région cervico-faciale. (*Merc. méd.*, juillet 1895.

Rochet : De l'actinomycose humaine. (*Gaz. hebd.*, 1893, p. 149.)

Roger : Article actinomycose du *Traité de médecine* de Charcot-Bouchard.

Roussel : De l'actinomycose de l'homme en France. (Thèse, Paris, 1891.)

Semaine médicale : Articles divers (années 1882 à 1895.)

Taburet : Actinomycose cutanée. (Thèse, Bordeaux, 1893.)

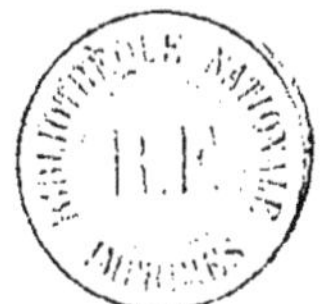

www.ingramcontent.com/pod-product-compliance
Ingram Content Group UK Ltd.
Pitfield, Milton Keynes, MK11 3LW, UK
UKHW020948140726
13695UKWH00003B/1274